替换食谱系列

肝炎
替换食谱

胡维勤 编著

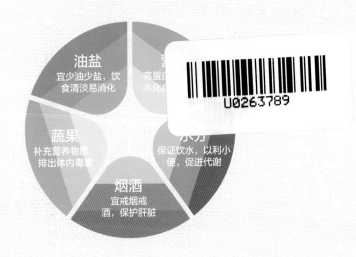

油盐
宜少油少盐，饮食清淡易消化

营
高蛋白
水化合

蔬果
补充营养物质，排出体内毒素

水分
保证饮水，以利小便，促进代谢

烟酒
宜戒烟戒酒，保护肝脏

SPM 南方出版传媒
广东科技出版社 | 全国优秀出版社
·广州·

图书在版编目（CIP）数据

肝炎替换食谱 / 胡维勤编著 . —广州：广东科技出版社，2016.8

（替换食谱系列）

ISBN 978-7-5359-6547-9

Ⅰ.①肝… Ⅱ.①胡… Ⅲ.①肝炎—食物疗法—食谱

Ⅳ.① R247.1 ② TS972.161

中国版本图书馆 CIP 数据核字（2016）第 162968 号

肝炎替换食谱
Ganyan Tihuan Shipu

责任编辑: 杜怡枫　黄子丰
封面设计: 深圳市金版文化发展股份有限公司
责任校对: 冯思婧　谭曦　罗美玲　杨峻松
责任印制: 吴华莲
出版发行: 广东科技出版社
　　　　　（广州市环市东路水荫路 11 号　邮政编码: 510075）
http://www.gdstp.com.cn
E-mail:gdkjyxb@gdstp.com.cn（营销中心）
E-mail:gdkjzbb@gdstp.com.cn（总编办）
经　　销: 广东新华发行集团股份有限公司
排　　版: 深圳市金版文化发展股份有限公司
印　　刷: 深圳市雅佳图印刷有限公司
　　　　　（深圳市龙岗区坂田大发埔村大发路 29 号 C 栋 1 楼　邮政编码: 518000）
规　　格: 787mm×1 092mm　1/16　印张 13　字数 260 千
版　　次: 2016 年 8 月第 1 版
　　　　　2016 年 8 月第 1 次印刷
定　　价: 35.00 元

前　言

在健康越来越受重视的今天，肝炎依旧是人们追求健康之路上的拦路石。据统计，全球每年因为感染病毒性肝炎而死亡的患者超过 100 万。

那么，肝炎是什么呢？简单来说，肝炎就是肝脏炎症的统称，是指由病毒、细菌、寄生虫、化学毒物、药物、酒精、自身免疫因素等引起的，使肝脏细胞受到破坏，从而出现一系列症状的肝部疾病。如果肝炎患者未得到及时、有效的治疗，最终可能会恶化为肝硬化甚至肝癌，造成死亡。

所以，广大肝炎患者必须对自己的疾病重视起来，积极治疗，并且在饮食、生活作息等方面多加注意。所谓"疾病三分治，七分养"，而饮食便是"养"中的重中之重。饮食安排是否合理，营养摄入是否充足，对肝炎的恢复具有举足轻重的作用。

本书以"肝炎替换食谱"为主题，教您在日常生活中如何吃得健康而丰富，有忌口也有更多选择。全书共五大部分——第一部分介绍肝脏的功能以及不利于肝脏健康的因素，还有肝炎患者需要做的检查等内容；第二部分有每种肝炎的疾病介绍、治疗要点、饮食原则，以及调理肝炎的美味食谱；第三部分精选保肝护肝的 14 种常见食材，以及相应的 14 种可替换食材，每种食材都配有推荐食谱，让您的餐桌更为丰富；第四部分为养肝护肝的常用药膳和药茶，能有效辅助肝炎的治疗；第五部分介绍了肝炎患者需要慎吃的食物，并给出了可以替换这些食物的菜例，让您吃得健康又满意。

谨以此书献给遭受病魔困扰的广大肝炎患者，希望本书能为大家带去健康，摆脱肝炎的困扰。

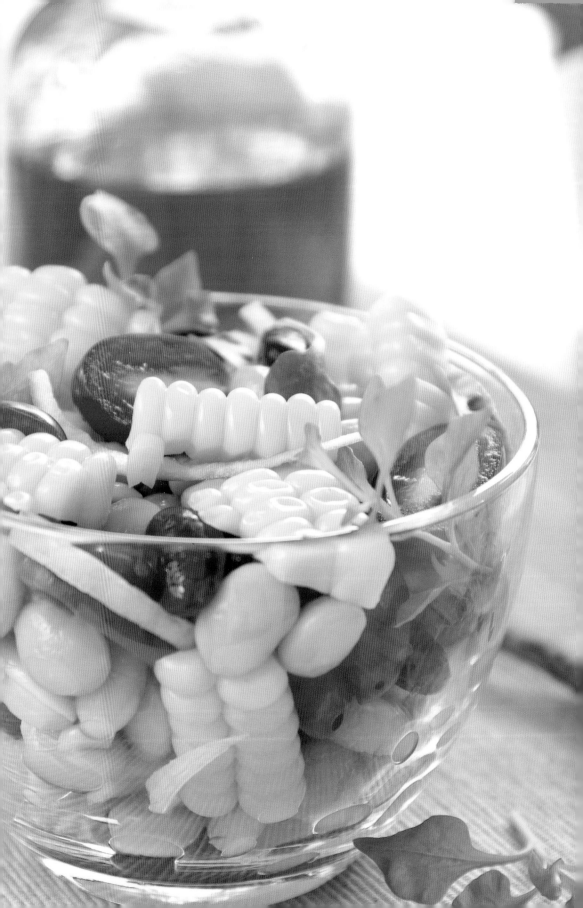

目录 CONTENTS

Part 1 有个健康的肝脏很重要 ——————— 001

肝脏作为人体内最大的解毒器官，外来或体内代谢产生的有毒物质都要经肝脏处理后，随胆汁或尿液排出体外，所以有个健康的肝脏对于我们来说无比重要。本书第一部分主要介绍肝脏的功能以及不利于肝脏健康的因素，还有肝炎患者需要做的检查等内容。

肝脏的健康决定了体格的健康···002

测测你的肝，它还健康吗···004

不利于肝脏健康的因素有哪些···005

肝炎患者需要做哪些检查···007

肝炎患者的饮食指导···011

Part 2 调理肝炎的美味食谱，每日替换不重样 —— 015

本书第二部分介绍了肝炎的分类，以及每一类肝炎的疾病介绍、治疗要点和饮食原则，并有调理肝炎的美味食谱推荐。看完本部分，肝炎患者再也不用为吃什么而烦恼！

甲型肝炎···016

油炒三色椒·017　　　　　西式洋葱南瓜玉米汤·020

三彩牛肉·018　　　　　　香芹炒饭·021

鲜香菇烩丝瓜·019　　　　葡萄苹果柠檬汁·021

乙型肝炎···022

菠菜沙拉·023　　　　　　冰糖百合蒸南瓜·026

油醋汁凉拌蔬菜·024　　　圣女果胡萝卜汁·027

素炒小萝卜·025　　　　　西瓜柠檬梨汁·027

丙型肝炎···028
老醋拌苦菊·029
猪肝炒花椰菜·030
南瓜花生红枣汤·031
番茄饭卷·032
火龙果柠檬芹菜酸奶·033
苦瓜芹菜黄瓜汁·033

丁型肝炎···034
白萝卜拌金针菇·035
海带丝拌菠菜·036
三文鱼炒蘑菇·037
红米海苔肉松饭团·038
芝麻花生黑豆浆·039
番茄西瓜西芹汁·039

戊型肝炎···040
蔬果面包早餐沙拉·041
韩式五彩杂拌·042
素炖豆腐·042
红枣豌豆肉丝粥·043
橄榄菜炒饭·044
小米红豆浆·045
樱桃草莓葡萄柚汁·045

酒精性肝炎···046
木耳拌豆角·047
魔芋烩时蔬·047
凉薯胡萝卜鲫鱼汤·048
红薯燕麦粥·049
柏子仁玉米饭·050
燕麦小米豆浆·051
哈密瓜猕猴桃汁·051

药物性肝炎···052
竹笋炒大白菜·053
豆腐蚬肉·054
芥菜温泉蛋·055
杂谷浓菜汤·056
菊花雪梨豆浆·057
草莓木瓜柠檬蜜汁·057

脂肪性肝炎···058
豆皮拌豆苗·059
玉米芥蓝拌巴旦木仁·059
彩椒炒黄瓜·060
燕麦苦瓜酿·061
南瓜炒饭·062
黑红绿豆浆·063
杧果哈密瓜汁·063

自身免疫性肝炎 ··· 064

茄泥沙拉 · 065　　　　　红枣银耳补血养颜汤 · 068

橄榄油蒜香蟹味菇 · 066　　南瓜蔬菜浓汤 · 069

银耳素烩 · 067　　　　　　草莓石榴菠萝汁 · 069

Part 3　养肝食材轻松替换，每顿不重样 ———— 071

肝炎患者饮食安排是否合理，营养摄入是否充足，对疾病的恢复具有举足轻重的作用。本部分介绍了保肝护肝的14种常见食材及推荐食谱，并且为了丰富您的餐桌，提供了可供替换的食材及推荐食谱。

包菜 ··· 072

素炒番茄包菜 · 073　　　　包菜豆腐蛋汤 · 074

千层包菜 · 074　　　　　　包菜炒饭 · 075

可替换食材 **白菜**

白菜涮肉沙拉 · 076　　　　时蔬肉卷 · 077

菠菜 ··· 078

蒜香菠菜炒平菇 · 079　　　菠菜猪肝炒饭 · 081

菠菜洋葱汤 · 080　　　　　菠菜苹果优酪乳 · 081

可替换食材 **油白菜**

海带拌油白菜 · 082　　　　油白菜橙子柠檬汁 · 083

豆腐油白菜香菇浓汤 · 083

冬瓜 ··· 084

三鲜冬瓜卷 · 085　　　　　冬瓜蛤蜊汤 · 086

可替换食材 **黄瓜**

经典地中海沙拉 · 087　　　开心果番茄炒黄瓜 · 089

黄瓜拌花生米 · 088　　　　黄瓜炒木耳 · 089

胡萝卜···090

黄彩椒胡萝卜汤 · 091　　　　胡萝卜红薯牛奶汁 · 093

胡萝卜苹果炒饭 · 092

可替换食材 **南瓜**

南瓜酸奶沙拉 · 094　　　　南瓜拌饭 · 095

番茄···096

番茄酸奶沙拉 · 097　　　　牛肉番茄包菜汤 · 099

洋葱拌番茄 · 098　　　　　番茄柠檬蜜茶 · 099

可替换食材 **圣女果**

圣女果绿叶沙拉 · 100　　　油醋风味田园鲜蔬 · 101

橄榄油蔬菜沙拉 · 101

西蓝花···102

凉拌西蓝花 · 103　　　　　西蓝花炒墨鱼 · 105

西蓝花拌蚬仔 · 104

可替换食材 **花椰菜**

花椰菜炒番茄 · 106　　　　农家烧花椰菜 · 107

玉米···108

玉米豌豆沙拉 · 109　　　　排骨玉米莲藕汤 · 110

腰果炒玉米粒 · 110　　　　豌豆玉米炒饭 · 111

可替换食材 **燕麦**

牛奶燕麦粥 · 112　　　　　黑米燕麦炒饭 · 113

燕麦花豆粥 · 113

蓝莓···114

杧果草莓沙拉 · 115　　　　杧果蓝莓橙汁 · 117

无花果蓝莓沙拉 · 116　　　蓝莓奶昔 · 117

可替换食材 **黑加仑葡萄**

甜橘沙拉 · 118　　　　　　黑加仑红枣饮 · 119

黑加仑牛奶汁 · 119

红枣···120

芝麻糯米枣·121   薏米枸杞红枣茶·121

可替换食材 **枸杞**

开水枸杞大白菜·122   冬瓜瘦肉枸杞粥·123

红枣枸杞蒸猪肝·123

黑木耳···124

黑木耳拌花生·125   彩椒木耳炒蛋·126

蒜泥黑木耳·125   香菇木耳焖饭·127

可替换食材 **银耳**

凉拌银耳·128   木瓜银耳汤·129

紫菜···130

紫菜香菇汤·131   紫菜卷·133

白萝卜紫菜汤·132

可替换食材 **海带**

蒜泥海带丝·134   绿豆冬瓜海带汤·135

牛肉···136

凉拌牛肉紫苏叶·137   牛肉洋葱蔬菜汤·138

胡萝卜炒牛肉·137

可替换食材 **猪瘦肉**

醋拌黄瓜肉片·139   瘦肉猪肝粥·141

黄瓜炒肉片·140

兔肉···142

葱香拌兔肉丝·143   兔肉萝卜煲·144

可替换食材 **鸽肉**

红枣黄芪蒸乳鸽·145   红枣乳鸽粥·147

桂圆益智仁乳鸽汤·146

草鱼···148

黄金草鱼 · 149　　　　　彩色饭团 · 151

萝卜草鱼汤 · 150

可替换食材 **鲫鱼**

银丝鲫鱼 · 152　　　　　鲫鱼豆腐汤 · 153

Part **4** 选对药膳药茶，轻松养肝护肝————————155

药膳和药茶是肝炎患者饮食调养中不可缺少的一部分。本部分介绍了养肝护肝的常用药膳和药茶，所用食材和药材皆适合肝炎患者，能有效辅助肝炎的治疗，帮助肝炎患者早日康复。

药膳···156

沙参红枣灵芝汤 · 156

何首乌黑豆桂圆煲鸡 · 157

莲子五味子鲫鱼汤 · 157

天冬川贝瘦肉汤 · 158

牛膝香菇煲瘦肉 · 159

柴胡苦瓜瘦肉汤 · 159

白芍炖梨 · 160

白芍枸杞炖鸽肉 · 161

牡丹皮瘦肉炖芋头 · 162

五味子炖猪肝 · 162

党参猪肚汤 · 163

白术党参猪肘汤 · 163

土茯苓薏米汤 · 164

土茯苓绿豆老鸭汤 · 165

桑寄生连翘鸡爪汤 · 166

田七黄芪红枣汤 · 166

黄芪猪骨汤 · 167

黄芪红枣牛肉汤 · 168

西洋参黄芪养生汤 · 168

川芎黄芪红枣鸡汤 · 169

药茶···170

重楼前胡茶 · 170

柴胡茯苓茶 · 171

柴胡疏肝茶 · 172

酸枣茶 · 172

虎杖根五味子茶 · 173

金银花甘草茶 · 174

郁金甘草茶 · 174

桂花甘草茶 · 175

苦参龙胆草茶 · 175

决明子茶 · 176

决明子冬瓜仁茶·177

绞股蓝决明子三七茶·178

决明子红枣枸杞茶·178

百合玫瑰红枣茶·179

玫瑰洛神花山楂茶·180

荷叶山楂茶·180

山楂决明子茶·181

丹参黄芪枸杞茶·182

红枣茵陈茶·182

车前子茶·183

垂盆草白英茶·183

Part 5 肝炎慎吃食物，替换无压力 —————185

为了避免病情反复甚至加重，肝炎患者需要在日常饮食中格外注意。本部分主要介绍一些肝炎患者需要慎吃的食物，并说明原因。另外，本部分还给出了可以替换这些食物的菜例，让您吃得健康又满意。

炸薯条···186

可替换食谱 少油版薯条·186

炸茄盒···187

可替换食谱 蒸茄盒·187

油炸花生···188

可替换食谱 花生红米粥·188

臭豆腐···189

可替换食谱 酸甜豆腐·189

松花蛋···190

可替换食谱 鸡蛋水果沙拉·190

红烧肉···191

可替换食谱 益母草红枣瘦肉汤·191

辣椒炒肉···192

可替换食谱 彩椒黄瓜炒肉丁·192

腌肉···193

可替换食谱 黑蒜炖瘦肉·193

炸鱼···194

可替换食谱 清蒸鱼·194

虾···195

可替换食谱 菊花鱼片·195

蟹黄···196

可替换食谱 馅蛋·196

肝脏的健康决定了体格的健康　002

测测你的肝，它还健康吗　004

不利于肝脏健康的因素有哪些　005

肝炎患者需要做哪些检查　007

肝炎患者的饮食指导　011

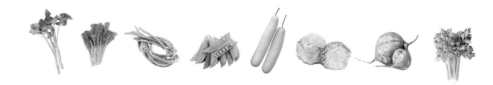

有个健康的肝脏
很重要

肝脏作为人体内最大的解毒器官，外来或体内代谢产生的有毒物质都要经肝脏处理后，随胆汁或尿液排出体外，所以有个健康的肝脏对于我们来说无比重要。本书第一部分主要介绍肝脏的功能以及不利于肝脏健康的因素，还有肝炎患者需要做的检查等内容。

理论

肝
脏
的
健
康
决
定
了
体
格
的
健
康

肝脏的位置

　　肝脏是人体最大的内脏器官，成年人的肝脏重量，男性为1 230~1 450克，女性为1 100~1 300克。

　　正常人的肝脏呈棕红色，质软脆嫩，位于右上腹，隐藏在右侧膈下和肋骨深面，大部分肝为肋弓所覆盖，仅在腹上区、右肋弓间有部分露出并直接接触腹前壁，肝上部则与膈及腹前壁相接。

　　肝脏的位置并不是固定不变的，肝脏上缘与膈相邻，所以常随呼吸被膈推动下移。肝脏的位置表现为吸气时稍下降，呼气时则稍上升，通常平静呼吸时升降可达2~3厘米。

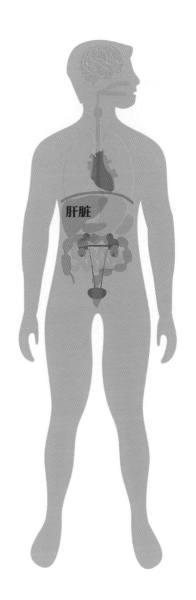

肝脏

肝脏的功能

代谢功能

包括合成代谢、分解代谢和能量代谢。人每日摄入的食物中含有丰富的蛋白质、脂肪、碳水化合物、维生素和矿物质元素等营养物质，这些物质在胃肠内经过初步消化吸收后被送到肝脏，在肝脏里进行分解，变成氨基酸、脂肪酸、葡萄糖等。

分解后的物质会根据身体需要在肝脏内合成为蛋白质、脂肪和碳水化合物或其他能量物质等。经过这个过程，摄入的营养物质就变成了人体的一部分。可想而知，如果肝脏受到损伤，人体的营养来源渠道就会被中断，生命也会受到威胁。

免疫防御功能

肝脏里的库普弗细胞既是肝脏的卫士，又是全身的保护神。进入血液的外来分子，尤其是颗粒性的抗原物质，如果经过肝脏，就会被这种细胞吞噬、隔离、消除，或经过初步处理后交给其他免疫细胞进行进一步清除。

造血、储血和调节循环血量的功能

新生儿的肝脏有造血功能，长大后肝脏就不再造血，但由于血液通过门静脉和肝动脉流入肝脏，同时经肝静脉流出肝脏，因此肝脏的血容量很大。肝脏就像一个宝库，在其他器官急需血液时，肝脏可以拿出一部分血液来为其所用。

解毒功能

人体代谢过程中产生的有毒物质、药物的代谢分解产物，在肝脏中被处理后绝大部分会变得无毒或低毒。但在患有严重的肝炎时，肝脏解毒功能就会减退，人体内的有毒物质就会蓄积，容易加重肝脏的负担，也会对其他器官造成损害。

消化功能

肝细胞生成胆汁，由肝内和肝外胆管排泌并储存在胆囊，进食时胆囊会自动收缩，通过胆囊管和胆总管把胆汁排泄到小肠，以帮助食物消化吸收。

测测你的肝，它还健康吗

肝脏发病有预警，及早发现恢复好。下面是肝炎常见的一些症状，如果您符合其中的多种症状，要尽快就医排查，确认是否是肝炎引起的症状。

▶ 少数人在发病前曾有过类似感冒的症状。

▶ 突然出现食欲不振、厌油、恶心、呕吐、腹胀、泄泻或便秘等消化道症状。

▶ 无明显诱因而突然感到神疲力乏、精神倦怠、两膝酸软等。
  右肋部有隐痛、胀痛、刺痛或灼热感。

▶ 虹膜、皮肤、小便发黄或呈浓茶色，两眼虹膜上斑点明显。

▶ 手掌呈金黄色，或整个掌面有暗红色或紫色斑点。

▶ 手掌表面，特别是大、小鱼际部分和指端掌面的皮肤充血性发红。

▶ 两手无名指第二指关节掌面有明显压痛感。

▶ 在两耳部相应的肝点区，有一结节状隆起，用火柴棒轻压此点时，疼痛较其他部位明显。

▶ 脸色灰暗无光泽。

▶ 全身皮肤表面可见散在性的红点，红点周围有红丝，用一带尖的物体轻轻按压红点中心时，四周的红丝可消失，停止按压后红丝又复现。

▶ 右侧颈动脉怒张。

▶ 腹部膨隆，腹壁上青筋暴露明显。

▶ 下肢明显水肿，甚至全身浮肿，小便短少。

▶ 有长期酗酒史或长期服用某些对肝脏有损害的药物者应警惕酒精性肝炎或药物性肝炎。

不利于肝脏健康的因素有哪些

理论

病毒

病毒是肝脏健康的首要敌人，其中又以乙型病毒性肝炎病毒的感染最为常见和凶险。乙型病毒性肝炎病毒进入肝脏后，会在肝细胞中持续复制，不断地破坏肝细胞的结构。成人感染乙型病毒性肝炎病毒后有5%~10%会转变为慢性乙型病毒性肝炎，其中约15%会发展成为肝硬化或肝癌。

肥胖

肥胖与肝脏疾病的关系比较密切，仅单纯性肥胖就可导致肝脏疾病。

很多肥胖的人常伴有肝功能损害、肝炎、脂肪肝等，若进行全方位的检查，结果可能发现，除了肥胖就找不出其他的原因。现在中国肝炎学界也逐渐达成一个共识，即肥胖可以引起肝炎。

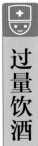

过量饮酒

酒的主要成分是酒精，90%的酒精会在肝脏内进行代谢。酒精对肝脏的伤害是最直接和最大的，它能使肝细胞坏死，一次大量饮酒，会杀伤大量肝细胞。假如长期大量饮酒或酗酒，轻则导致酒精性脂肪肝、酒精性肝炎，严重的话会导致酒精性肝硬化。

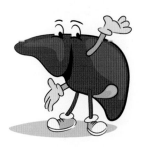

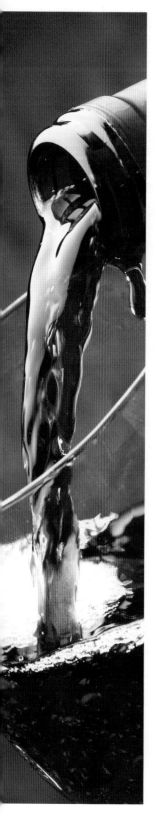

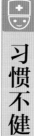

情绪抑郁

情绪抑郁或早或晚都会导致一系列躯体疾病，如高血脂、脂肪肝、高血压等。一般人往往经不起多次大怒激愤的情绪冲击，这种情绪冲击导致肝气横逆、肝阳暴胀，使得肝脏受损。情绪抑郁，还会引起抑郁、头痛、失眠、烦躁易怒、胸胁胀痛、腹部涨满、内分泌紊乱、经期异常等症状。

滥用药物

某些药物会干扰细胞代谢的某些环节，如抑制酶的活性或阻碍某一分泌过程，会造成肝功能的减退。有酶诱导剂作用的药物可加速药物本身及其他药物的代谢，产生更多毒性产物，从而损害肝细胞；还可进一步增加其他药物的浓度，增加其毒性或使药物在肝内蓄积，从而造成肝损害。

误用中药

很多人认为中药药性平和、无毒副作用，有病治病，没病也能养生。

其实，和西药一样，中药也有毒副作用。就算是一些中药补品，长期服用也能产生毒性。很多人在不咨询医生的情况下长期服用某一种中成药，结果就可能造成重复用药、过量用药，从而加重对肝脏的损害。

习惯不健康

上班族疲于应酬，在饭桌上觥筹交错、烟酒无度，无形中增加了肝脏分解毒素的压力，使肝出现病变，导致酒精肝、脂肪肝、肝硬化等。工作繁忙、时常熬夜、睡眠不足、疲劳过度等都会引发肝脏血流相对不足，影响肝脏细胞的营养滋润，使人体免疫力下降，造成肝细胞难以修复并加剧恶化。

肝炎患者需要做哪些检查

肝炎检测的常见指标

　　肝脏是人体内最大的化学工厂，肝脏细胞内有许多酶，当肝细胞发炎，或因药物受损或坏死时，酶便会被释放，酶在血中的浓度也会上升，下面是一些检测肝炎的常用指标。

谷草转氨酶（SGOT）： 健康者的 SGOT 会保持在正常范围，急性肝坏死、肝硬化、阻塞性黄疸、心肌梗塞、脑血管疾病、骨骼肌肉损害，都可能使 SGOT 升高。

谷丙转氨酶（SGPT）： SGPT 值过高代表可能有急慢性肝炎、酒精性肝障碍、肝硬化、肝癌等。SGPT 大量存在于肝脏，故对肝脏疾病诊断较有特异性。

碱性磷酸酶： 碱性磷酸酶值升高时可能与急性肝炎、肝功能异常、阻塞性黄疸、肝内胆汁积滞、肝癌及骨头病变有关；过低时可能与前列腺肥大、甲状腺功能低下等有关。

谷氨酰转移酶： 常用于筛检肝脏机能障碍、脂肪肝及肝硬化，对酒精和药物引起的肝炎特别敏感。

白蛋白： 当患有肝炎、腹泻、营养失调或肾脏病、自体免疫疾病时，白蛋白会明显减少。

球蛋白： 球蛋白由肝细胞与免疫细胞分泌，当慢性肝炎或肝硬化时，肝免疫力下降，球蛋白会上升。

总胆红素： 总胆红素值过高有可能是由于急性肝炎、溶血性黄疸、胆结石、胆管炎、阻塞性黄疸等疾病的反映，应做进一步诊断检查。总胆红素值在 2.0 mg/dL 以上时，眼球白色部分（巩膜）会变黄色，同时胆红素会被排泄到尿中，使尿液变成黄褐色。

直接胆红素： 直接胆红素值过高时可能与肝炎、肝硬化、阻塞性黄疸有关，可与总胆红素值综合判断。

各类肝炎的体检

甲型肝炎

甲型肝炎病毒通常存在于患者的血液、唾液与粪便中，可经由食物或餐具传染给他人。甲型肝炎是一种急性肝炎，因为传染途径是经口传染，因此有集体爆发流行的考量。

甲型肝炎最初的症状是食欲不振，接着出现流行性感冒的症状，然后是黄疸，皮肤及眼白会变黄，尿液呈茶褐色。

甲型肝炎的检查可以分为 IgM 及 IgG 两种抗体检验，其临床意义各不相同。

[抗甲型肝炎病毒 IgM 抗体（Anti-HAV IgM）]检验目前有没有感染甲型肝炎病毒，如果结果呈现阳性，表示目前有急性甲型肝炎感染，需立即治疗，检验单位也应立即通报卫生单位。供膳人员因为工作性质，团体生活者因为共用器具的几率高，都有必要检验 Anti-HAV IgM。

[抗甲型肝炎病毒 IgG 抗体（Anti-HAV IgG）]检验以前有没有感染过甲型肝炎病毒，如果结果呈现阳性，表示以前感染过，已产生抗体，具备免疫力，不会再被感染。如果 Anti-HAV IgG 结果呈现阴性，表示以前未曾感染过，体内没有甲型肝炎免疫力，可以考虑注射甲型肝炎疫苗。

检验目的	检验项目	
	Anti-HAV IgM	Anti-HAV IgG
现在是否感染？	√	×
是否需注射疫苗？	×	√

乙型肝炎

乙型肝炎广泛流行于世界各国，主要危害儿童及青壮年，少数患者可转化为肝硬化或肝癌。它已成为严重威胁人类健康的世界性疾病，也是我国当前流行最为广泛、危害性最严重的一种疾病，因此乙型肝炎检验特别重要。

乙型肝炎是一种慢性肝炎，主要传染方式是血液或体液传染。

乙型肝炎的检查项目很多，根据不同的检查意义，可以分为两个阶段：初步筛检、带原者高危险群筛。

检验分类	检验目的	检查项目
第一阶段	初步筛检是不是乙型肝炎带原者，作为是否需注射乙型肝炎疫苗的参考。	乙型肝炎表面抗原（HBsAg）乙型肝炎表面抗体（Anti-HBs）乙型肝炎核心抗体（Anti-HBc）
第二阶段	确定为乙型肝炎带原者加作检查项目，检查是否为高危险群。	乙型肝炎 e 抗原（HBeAg）、乙型肝炎病毒量（HBV-DNA）

乙型肝炎表面抗原（HBsAg）

代表乙型肝炎病毒的病原体，如果表面抗原为阴性反应，表示体内未检测出病毒体，可能未感染过乙型肝炎或感染过但已康复，必须与其他抗体检查结果一同判读。若表面抗原为阳性反应，表示体内目前有乙型肝炎病毒，可能刚感染乙型肝炎病毒，或是已经成为终生带原者。

乙型肝炎 e 抗原（HBeAg）

体内有乙型肝炎病毒时才需检验，代表乙型肝炎病毒的复制力与传染力。乙型肝炎带原者又合并 e 抗原阳性反应时，代表乙型肝炎病毒的活性较高、传染力强，肝功能异常与后续肝硬化、肝炎的几率较大，称为乙型肝炎带原者的高危险群。反之，e 抗原阴性时表示复制力低、传染性较弱。

乙型肝炎表面抗体（Anti-HBs）

代表乙型肝炎病毒引起的身体免疫力表现。表面抗体为阳性反应时，表示曾感染或曾注射过乙型肝炎疫苗，体内产生抵抗乙型肝炎病毒侵袭的抗体。

乙型肝炎核心抗体（Anti-HBc）

代表体内针对乙型肝炎病毒核心所产生的抗体，阳性反应表示感染了乙型肝炎病毒，但不能说明是近期感染还是以前有过感染。

健康的乙型肝炎带原者应该每6到12个月追踪检查，如果肝功能异常或超声波有异常发现时，应该到肠胃肝胆科进行治疗。

乙型肝炎检验结果对照表				
乙型肝炎 表面抗原 （HBsAg）	乙型肝炎 表面抗体 （Anti-HBs）	乙型肝炎 核心抗体 （Anti-HBc）	乙型肝炎 e 抗原 （HBeAg）	临床意义
阴性	阴性	阴性	阴性	未曾感染乙型肝炎
阳性	阴性	阳性	阴性或阳性	刚感染乙型肝炎
阴性	阴性	阳性	阴性	刚感染乙型肝炎空窗期
阴性	阳性	阴性	阴性	已痊愈，并具有抗体
阳性	阴性	阴性	阴性	乙型肝炎健康带原者
阳性	阴性	阴性	阳性	慢性活动乙型肝炎

丙型肝炎

丙型肝炎是一种慢性、经血液或体液传染的慢性肝炎，中国丙型肝炎带原率约为3.2%。目前丙型肝炎还没有疫苗可供预防注射，唯有提高警觉，方能避免感染。

丙型肝炎的检查方法主要是以丙型肝炎抗体（Anti-HCV）为主，Anti-HCV 若呈阴性反应则代表从未感染过丙型肝炎病毒；若呈阳性，则表示可能已感染过丙型肝炎；若持续半年以上呈现阳性，表示是丙型肝炎的带原者，应该定期追踪检查，若发现肝功能异常则需接受治疗。

检查项目	临床意义
丙型肝炎抗体 （Anti-HCV）	**阳性：** 表示已感染过丙型肝炎病毒，若持续半年以上则表示为丙型肝炎的带原者。 **阴性：** 表示从未感染过丙型肝炎病毒。
丙型肝炎病毒量 （HCV RNA）	**阳性偏高：** 可以确认血液中是否有丙型肝炎病毒的存在。此项可帮助评估是否应该接受干扰素等特殊治疗，以及治疗的效果。在决定投入干扰素治疗前都一定会做到此项检查。

理论

肝炎患者的饮食指导

一　肝炎患者需防营养过剩

有些肝炎患者本身就是脂肪和热量摄入过多而导致脂肪在肝脏堆积，使肝脏受损；有些肝炎患者营养不良，缺少运动，一旦营养摄入过多，超过了身体的需求和肠胃、肝脏的负担能力，就会引起肝脏不适，加重病情。所以，对于肝炎患者来说，脂肪肝及其他营养过剩的患者要控制营养和热量的摄入，营养不良的肝炎患者要适量滋补，不能过量，否则对病情不利。

二　营养元素治肝炎不可少

脂肪不是肝脏的敌人：很多人以为脂肪是肝脏的大敌。实际上，不管有没有脂肪肝，脂肪都是肝脏必不可少的营养，少了它，肝脏就没法正常工作。有些肝炎患者查出脂肪肝后就只吃蔬菜和水果，这是不合适的。肝脏需要脂肪，但不能摄入过多的脂肪，所以猪瘦肉、低脂牛奶、虾等低脂食物是首选。

蛋白质能修复肝脏：蛋白质能修复肝细胞、促进肝细胞再生。豆腐、牛奶、鸡蛋、鱼、芝麻等高蛋白、低热量的食物对肝脏健康有利。正常人每日摄取的优质蛋白应该多于 90 克，

肝功能受损的人适当多吃高蛋白食物，会更有利于肝脏恢复健康。患有急性肝炎的人每日摄入的蛋白质不能少于 80 克；患有肝硬化的患者则不能少于 100 克。

肝脏喜欢"吃糖"：糖是保护肝脏的重要物质。葡萄糖能给人体提供很多能量，如果一个人长时间

处于缺乏能量的状态，就会影响肝脏功能。另外，糖还能合成肝糖原，肝糖原储存在肝脏中，可以抵挡毒素对肝细胞的损害。

维生素 A 可以抗肝癌： 研究表明，维生素 A 能保护肝脏，阻止和抑制肝脏中癌细胞的增生。它能使细胞组织恢复功能，还能帮助化疗患者降低癌症的复发率。胡萝卜、牛奶、番茄、菠菜、动物肝脏、鱼肝油及乳制品中都含有大量维生素 A。

B 族维生素为肝脏"加油"： B 族维生素能加速物质代谢，让它们转化成能量，不仅能给肝脏"加油"，还能修复肝功能、防止肝脏脂肪变性，进而起到预防脂肪肝的作用。B 族维生素能溶解在水里，在体内滞留的时间只有几个小时，必须每日补充。已经患有肝炎的人，每日的摄入量应该在 10~30 毫克，最高不能超过 30 毫克。猪肉、黄豆、大米、香菇等食物中含有丰富的 B 族维生素，也可以适当选择补充剂。

维生素 E 能护肝： 维生素 E 能起到阻止肝组织老化的作用。麦芽、黄豆、植物油、坚果类、绿叶蔬菜中都富含维生素 E。健康人每日摄入 12 毫克维生素 E 即可，而肝炎患者每日则至少需要补充 100 毫克维生素 E，才能满足肝脏需要。

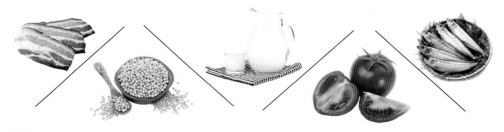

三 肝炎患者应注意补硒

大量流行病学研究表明，肝炎患者体内普遍缺硒，病情越重，血硒水平越低。因此，适量补硒是治疗肝炎的一个基础措施。病毒（包括肝炎病毒）对人类产生危害，大致有 3 个基本过程。第一要逃过人体免疫系统的防御，进入人体；第二要摧毁人体抗氧化防御系统，造成损伤；第三要在人体内繁殖并产生变异，有些变异还会形成攻击性更强的新病毒。补硒正是从增强免疫防御、增强抗氧化防御和阻断病毒突变上抵抗病毒，所以，补硒可以减轻肝炎症状，增强护肝药物治疗效果，并能够阻断肝炎向肝癌发展。

四 低铁饮食

低铁饮食可以有效地降低丙型肝炎患者的高铁蛋白血症，从而修复肝细胞，改善肝功能。研究表明，减少肝炎患者饮食中铁的摄入，降低血清铁蛋白，减少肝脏贮铁量，有利于慢性肝炎患者的恢复和治疗。低铁饮食治疗慢性肝炎是安全、有效的方法，适用于对干扰素禁忌的慢性肝炎患者。

五 肝炎患者秋冬季饮食最关键

冬季是肝炎高发季节，所以肝炎患者在秋冬季节的饮食非常重要，适当的饮食不但有助于病情的恢复和治疗，还能起到滋补身体的功效。

优质蛋白食品： 黄豆含有丰富的蛋白质，对肝脏修复非常有益；豆腐具有益气和中、清热解毒、生津润燥的功效，能健脾益气、祛黄除湿。

蔬菜： 菠菜、小白菜、油白菜、菜椒、番茄等新鲜蔬菜具有抗病毒作用；花椰菜、芝麻等富含维生素 E 的食物，可以提高免疫力，增强抗病能力，对肝炎患者很有益处。

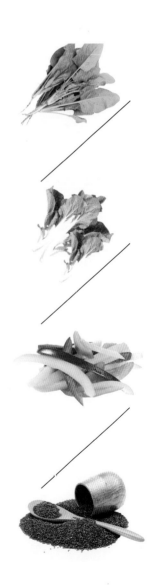

六 饮食清淡、易消化

肝炎患者饮食要清淡、易消化。不宜食用罐头食品、油炸及油煎食物、方便面和香肠。罐头食物中的防腐剂、食物色素等会加重肝脏代谢及解毒功能的负担。油炸、油煎属高脂肪食物，不易消化和吸收，容易引起吸收不良性腹泻。反复煎炸的食物油中会有致癌物质，不利于肝脏修复。

甲型肝炎 016

乙型肝炎 022

丙型肝炎 028

丁型肝炎 034

戊型肝炎 040

酒精性肝炎 046

药物性肝炎 052

脂肪性肝炎 058

自身免疫性肝炎 064

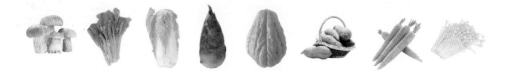

调理肝炎的美味食谱，每日替换不重样

本书第二部分介绍了肝炎的分类，以及每一类肝炎的疾病介绍、治疗要点和饮食原则，并有调理肝炎的美味食谱推荐。看完本部分，肝炎患者再也不用为吃什么而烦恼！

病症

甲型肝炎

● 经口腔传播

【病症简介】

1. 甲型肝炎病毒（HAV）经口腔进入体内，再经过肠道进入血液，引起病毒血症，约1周后病毒会到达肝脏，感染肝细胞，从而引起肝脏损害，随后通过胆汁排入肠道，出现在粪便中。这种病毒感染多发生在水产品大量上市的季节，例如早春、秋冬，水产类食物是重要的扩散源。

2. 甲型病毒性肝炎患者潜伏期平均30天，多以发热起病，类似感冒症状，平均发热3天；常伴有恶心、呕吐、厌油食等类似胃炎的表现；随之出现尿色深黄、皮肤黏膜发黄、粪便颜色变浅等症状。以学龄前儿童发病率最高。

【治疗要点】

甲肝患者除少数特别严重的爆发型外，其他病例通常都预后良好，一般病程不会超过3周。只需根据病情进行适当休息、调养和对症治疗，防止继发感染及其他损害。治疗甲肝一般分以下两个步骤：

1. 住院。轻症和中等症状的甲肝患者，如果家庭有疗养条件，可以回家疗养，定期到门诊复查。病情较重者，或家庭缺乏疗养条件者，则应住院。

2. 休息。在肝炎症状表现明显时期均应卧床休息；恢复期则应适当增加活动量，但要避免过度疲劳。

【饮食原则】

1. 摄入足量蛋白质，控制脂肪的摄入量。肝脏发生病变时，人体内的蛋白质会加速分解，造成大量缺失，因而增加蛋白质的摄入量对保护、修复肝细胞有重要作用。但如果肝功能严重受损或者出现肝昏迷先兆症状时，一般每日以100~120克为宜。

2. 适当摄入糖类。患者食欲减退，适当增加糖类摄入有利于增强体能，防治低血糖反应。

3. 补充必要的维生素。肝脏受损后，维生素的摄入以及合成均减少，但消耗却增加了，从而影响身体机能。因此甲型病毒性肝炎患者要多吃蔬菜、水果等维生素含量丰富的食物。

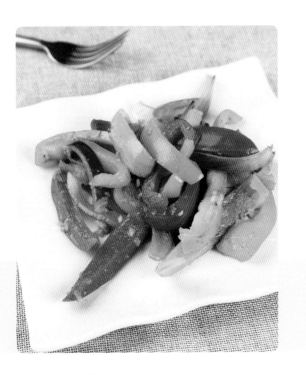

油炒三色椒

原料

青甜椒 50 克·红甜椒 50 克·黄甜椒 50 克·洋葱 80 克·蒜末少许

调料

橄榄油 10 毫升·盐少许·胡椒粉少许·柠檬汁少许

做法

1. 青甜椒、红甜椒、黄甜椒洗净，切开去籽，再切成条；洋葱去皮，切成薄片。

2. 锅中倒入橄榄油烧热，放入处理好的甜椒、洋葱、蒜末，拌炒片刻。

3. 加入柠檬汁、盐、胡椒粉，用大火煮至水分收干。

4. 关火，盛入盘中即可。

护肝作用 甜椒中含丰富的维生素、纤维素、钙、磷、铁等营养素，能为肝炎患者补充营养，促进疾病恢复。

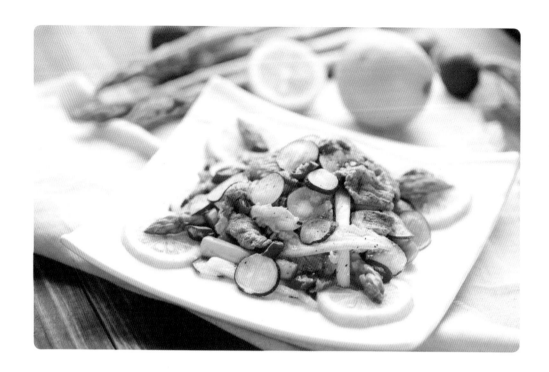

三 彩牛肉

原料

牛肉片 200 克·白菜 50 克·樱桃萝卜 50 克·芦笋 50 克·柠檬片少许·红椒圈少许

调料

橄榄油 15 毫升·黑胡椒粉 3 克·盐少许

| 护肝作用 | 本品富含优质蛋白、维生素和无机盐，能为患者提供适当的营养，适合肝炎恢复期患者食用。 |

做法

1. 洗净的白菜切粗丝；洗净的樱桃萝卜切薄片；洗好的芦笋切斜段。

2. 锅中加水烧开，分别放入白菜丝、樱桃萝卜片、芦笋段略烫，捞出沥干。

3. 将洗好的牛肉片放入沸水锅中余熟，捞出沥水。

4. 取一碗，放入烫过的蔬菜和牛肉片，加入橄榄油、黑胡椒粉、盐，拌匀。

5. 将柠檬片放入盘中摆好，倒入拌好的材料，最后撒上红椒圈作为装饰即可。

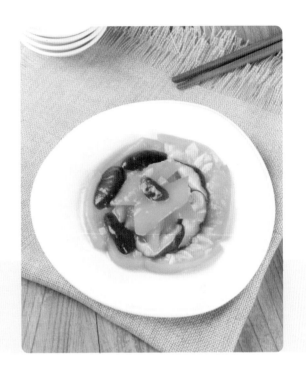

鲜香菇烩丝瓜

原料

丝瓜 250 克·香菇 15 克·姜片少许

调料

盐 1 克·水淀粉 5 毫升·食用油适量·芝麻油 5 毫升

护肝作用 | 丝瓜含有皂素、维生素 C、叶酸、胡萝卜素等营养成分，能够清热解毒，对于肝炎有良好的辅助治疗作用。

做法

1. 丝瓜洗净，去皮切片；姜片切粒；香菇洗好，去柄切片。

2. 沸水锅中倒入香菇片、丝瓜片余烫至断生，捞出沥干待用。

3. 用油起锅，放入姜粒爆香，再倒入香菇片和丝瓜片翻炒。

4. 加入清水至没过锅底，加盐调味。

5. 用水淀粉勾芡，淋入芝麻油炒匀提香，关火后盛出菜肴，装盘即可。

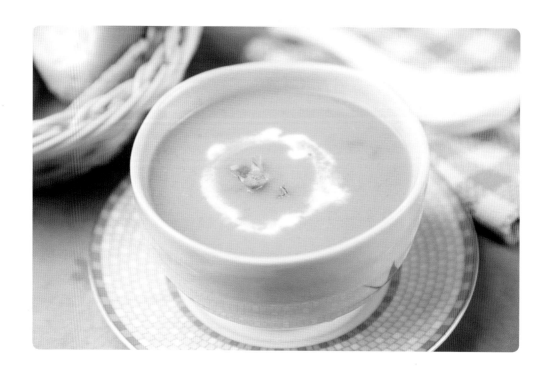

西式洋葱南瓜玉米汤

原料

南瓜 100 克·玉米粒 30 克·牛奶 30 毫
升·洋葱 30 克·罗勒叶少许

调料

白糖 2 克·鸡精 2 克·食用油少许·黑
胡椒少许·盐少许

护肝作用

南瓜中含有维生素和果胶，对排毒有
促进作用，能避免肝炎向肝硬化或肝
癌发展，帮助肝脏功能的恢复。

做法

1. 洗净去皮的南瓜，切成片；处理好
的洋葱切成丝，再细细切碎。

2. 食用油倒入锅中，再倒入洋葱碎，
炒至透明；再加入南瓜片翻炒片刻。

3. 倒入备好的玉米粒，加水，盖上盖，
大火煮开后转小火煮 20 分钟。

4. 掀开盖，将食材放入搅拌器打碎，
加入盐、白糖、鸡精、黑胡椒，搅拌调味。

5. 倒入牛奶，搅匀，关火后将煮好的
汤盛出，点缀上罗勒叶即可。

香 芹炒饭

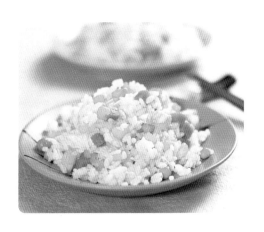

原料

熟米饭 150 克·香芹 100 克·青豆 50
克·鸡蛋 1 个·去皮胡萝卜 80 克·姜
粒 10 克

调料

盐 2 克·鸡精 3 克·食用油适量

做法

1. 胡萝卜、香芹洗净，均切成粒；鸡
蛋敲开，加盐搅打成蛋液。

2. 起油锅，倒入蛋液炒熟，盛出待用。

3. 余油烧热，下姜粒爆香，再放入香芹、

胡萝卜和洗好的青豆，翻炒 2 分钟。

4. 倒入熟米饭和炒熟的鸡蛋，加入鸡
精，炒匀即可。

葡 萄苹果柠檬汁

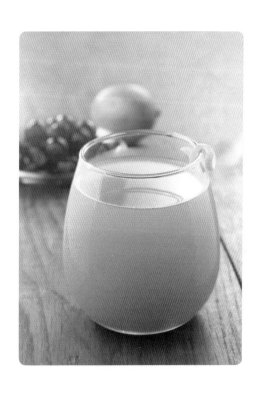

原料

柠檬 50 克·红葡萄 150 克·苹果 1 个

做法

1. 柠檬洗净，切薄片。

2. 红葡萄洗净，去皮去核。

3. 苹果洗净，去皮去核，切成小块。

4. 将柠檬片、红葡萄、苹果块一起放
入榨汁机中榨汁即可。

乙型肝炎

病症

● 母婴传播、亲密生活接触传播、血液传播、性传播

【病症简介】

1. 乙型肝炎病毒（HBV）通过不同的传染途径进入人体后，主要侵犯肝细胞，在肝细胞内定居复制，从而引起机体免疫反应。与乙型肝炎患者不安全接触，或通过输血、药物注射、针刺、手术等操作均可能感染此病毒。

2. 乙型病毒性肝炎患者发病时常常表现为肝功能异常，按发病的程度不同，会出现不同的症状。病情较轻时会出现乏力、轻微发热、头晕、食欲不振、肝区疼痛等症；严重时，会出现明显或持续的肝炎症状，伴有肝掌、脾大等症状。

【治疗要点】

1. 讲究用药的安全性。乙肝患者病情易变化，应多采用联合治疗，所以用药安全是首要的。对于民间验方、偏方一定要慎用，以防中毒。有问题应及时前往正规医院治疗。

2. 掌握药物的适当性。①在医生指导下使用适当的药物以及适当的剂量。②适当的时间：例如长效干扰素，每周使用1次就可以确保患者在这1周内血液中的药物浓度都保持在有效范围内。③适当的给药途径：口服是目前最好的给药途径。

【饮食原则】

1. 控制热量的摄入。每日摄入的热量应控制在8 368~10 460千焦，由蛋白质提供的热量应占全日总热量的15%。

2. 碳水化合物的摄入量要适量提高。碳水化合物提供的热量应占全日总热量的60%~70%，以利于肝糖原的储备，保护肝脏，维持肝脏的功能。

3. 保证充足的维生素。多补充脂溶性维生素，如维生素A、维生素E、维生素K等，对肝细胞的解毒、再生和提高免疫力等方面都很有益。

4. 饮食宜清淡及易于消化。宜用蒸、煮、炖、汆、炒等烹调方法，不宜吃炸、煎、熏、烤食品。选用新鲜的绿色食品，慎用食品添加剂，杜绝各种腐败变质食品。

菠 菜 沙 拉

原料

菠菜叶60克·蒜末8克·核桃仁10克·洋葱碎8克·红彩椒碎适量

调料

橄榄油适量·食用油适量·盐3克·白糖3克·白洋醋3毫升

护肝作用 | 菠菜富含维生素和叶绿素，经常食用有助于保持机体酸碱平衡、疏肝理气，有利于肝炎的恢复。

做法

1. 沸水锅中加入适量的食用油，倒入洗净的菠菜叶，焯煮至断生，捞出待用。

2. 将洋葱碎、蒜末倒入菠菜叶中，再加入盐、白糖、橄榄油、白洋醋，搅拌片刻，待用。

3. 往备好的盘中放上压模，往压模中放入拌匀的菠菜叶，压平。

4. 慢慢将压模取出，往菠菜叶上放上适量的红彩椒碎做点缀，旁边放上核桃仁即可。

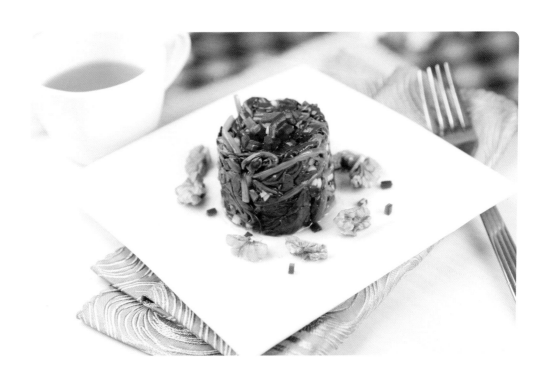

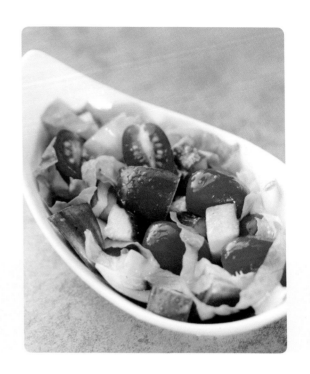

油 醋汁凉拌蔬菜

原料

黄瓜 100 克·生菜 100 克·圣女果 100 克·洋葱 50 克

调料

盐 2 克·白糖 5 克·黑胡椒粉 5 克·苹果醋 15 毫升·橄榄油 15 毫升

护肝作用　黄瓜中含有的葫芦素 C，能提高人体免疫功能，其所含的丙氨酸、精氨酸和谷胺酰胺对肝炎有辅助治疗的作用。

做法

1. 洗净的生菜切丝；洗净的圣女果对半切开。

2. 洗净的洋葱去皮，与洗好的黄瓜均切成小块。

3. 将黑胡椒粉、白糖、盐、苹果醋、橄榄油拌匀，调成味汁。

4. 取碗，倒入切好的黄瓜、圣女果、生菜、洋葱，淋入味汁，拌匀即可。

素 炒小萝卜

原料

小萝卜200克·蒜苗40克·香菜8克·姜片5克

调料

盐1克·鸡精1克·生抽4毫升·食用油适量

护肝作用 小萝卜所含的芥子油可促进胃肠蠕动，有助于体内废物的排出，还能改善肝炎患者的症状。

做法

1.　洗净食材；小萝卜切去头尾，切滚刀块；蒜苗切段；香菜切段。

2.　用油起锅，倒入姜片爆香，放入小萝卜块，翻炒数下。

3.　加入生抽和少许清水搅匀，再加盐焖3分钟至小萝卜熟软。

4.　揭盖，放入蒜苗炒匀，再加鸡精调味。

5.　放入香菜，稍稍炒匀，即可装盘。

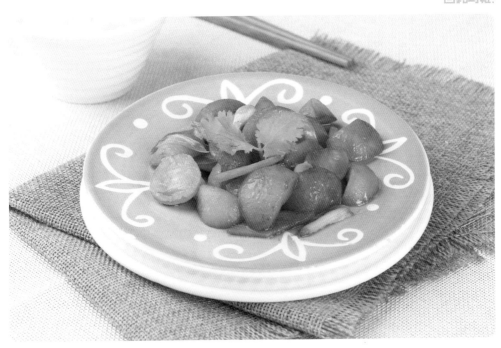

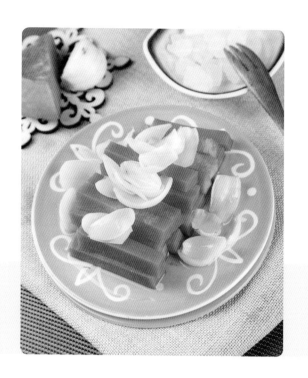

冰 糖百合蒸南瓜

原料

南瓜条 130 克·鲜百合 30 克

调料

冰糖 15 克

做法

1. 把南瓜条装在蒸盘中，放入洗净的鲜百合，撒上冰糖，待用。

2. 备好电蒸锅，放入蒸盘。

3. 盖上盖，蒸约 10 分钟，至食材熟透。

4. 断电后揭盖，取出蒸盘，稍微冷却后食用即可。

护肝作用 南瓜具有补中益气、清热解毒等作用，其中所含的钴元素还具有补血的作用，常食有助于促进肝炎患者的恢复。

圣女果胡萝卜汁

原料

圣女果 120 克·胡萝卜 80 克·荷兰芹叶
少许

做法

1. 圣女果去蒂洗净，对半切开。

2. 胡萝卜去皮洗净，切丁。

3. 将以上材料一并放入榨汁机中榨汁，
倒入杯中，装饰上荷兰芹叶即可。

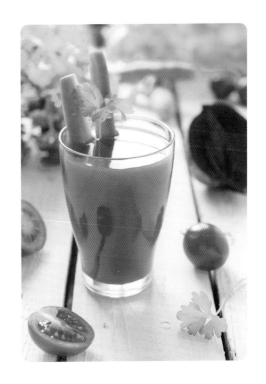

西瓜柠檬梨汁

原料

梨 1 个·柠檬半个·西瓜 150 克·薄荷
叶少许

做法

1. 梨洗净，去皮，去核，切小块。

2. 柠檬洗净，去皮，切丁。

3. 西瓜洗净，去皮，取肉切块。

4. 将以上材料一同放入榨汁机中榨汁，
倒入杯中，装饰上薄荷叶即可。

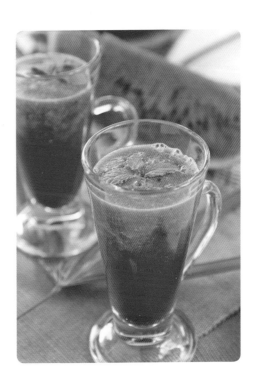

病症

丙型肝炎

———

● 血液传播、母婴传播

【病症简介】

1. 丙型病毒性肝炎是一种由丙型肝炎病毒感染引起的病毒性肝炎，主要传播途径有母婴传播、血液传播等。

2. 成人急性丙型肝炎病情相对较轻，多数为急性无黄疸型肝炎，以 SGPT 升高表现为主，少数为急性黄疸型肝炎，黄疸为轻度或中度升高；可出现恶心、食欲下降、全身无力、尿黄眼黄等症状。慢性丙型病毒性肝炎症状较轻，表现为肝炎常见症状，如易疲劳、食欲欠佳、腹胀等，也可无任何自觉症状。

【治疗要点】

1. 急性丙型病毒性肝炎。有确切证据提示干扰素治疗能够降低急性丙型病毒性肝炎的慢性化比率，可在 HCV 感染急性肝炎发作后 8~12 周进行，疗程为 12~24 周。

2. 慢性丙型病毒性肝炎。应在治疗前评估患者肝脏疾病的严重程度,肝功能反复异常者或肝穿组织学有明显炎症坏死(G ≥ 2)或中度以上纤维化（S ≥ 2 ）者，易进展为肝硬化，应给予抗病毒治疗。

3. 丙型病毒性肝炎肝硬化。①代偿期肝硬化（Child-Pugh A 级）患者，尽管对治疗的耐受性和效果有所降低，但为使病情稳定、延缓或阻止肝衰竭和 HCC 等并发症的发生，建议在严密观察下给予抗病毒治疗。②失代偿期肝硬化患者：多难以耐受 IFNα 治疗的不良反应，有条件者应行肝脏移植术。

【饮食原则】

1. 营养均衡。丙型肝炎患者饮食需要营养均衡，不要偏食。既要补充蛋白质，也要摄入足够的维生素和矿物质以及膳食纤维。

2. 饮食清淡。丙型肝炎患者的饮食要尽量清淡、少脂肪，烹饪方式也要尽量选择蒸、煮、炖，少用煎、炸等方式。少油、少盐，不用辛辣刺激性的调味料，尽量保持食物原有的鲜味。

3. 慎服滋补品。丙型肝炎患者要避免大量服用滋补类食物，如甲鱼、人参、鹿茸等。这些补品的确有很好的滋补功效，但是要慎用，要根据患者的自身情况来服用，不要过量。

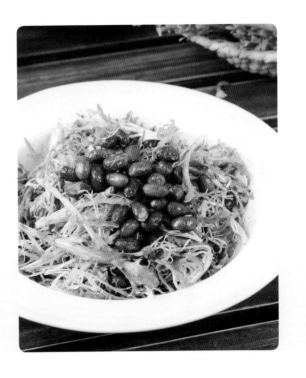

老醋拌苦菊

原料

苦菊 200 克·熟花生米适量

调料

盐少许·味精少许·生抽少许·白糖少许·陈醋少许·芝麻油少许

做法

1. 洗净的苦菊沥干备用。
2. 取一碗，放入苦菊、熟花生米，加入盐、味精、生抽、白糖。
3. 淋上陈醋、芝麻油，食用时拌匀即成。

护肝作用 苦菊的蛋白质和膳食纤维含量较为丰富，有助于促进人体内抗体的合成，增强机体免疫力，适合肝炎患者食用。

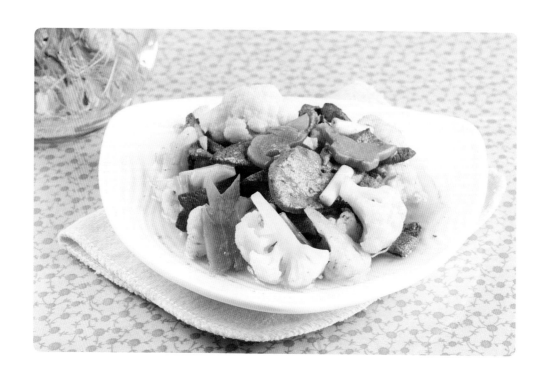

猪 肝炒花椰菜

原料

猪肝 160 克·花椰菜 200 克·胡萝卜片少许·姜片少许·蒜末少许·葱段少许

调料

盐 3 克·鸡精 2 克·料酒 6 毫升·水淀粉适量·食用油适量

| 护肝作用 | 猪肝的营养价值较高，含有蛋白质、钙、磷、铁、锌、硫胺素、核黄素等营养成分，有补肝益气的作用。 |

做法

1. 将洗净的花椰菜切成小朵；洗好的猪肝切成片，加入盐、鸡精、料酒，拌匀，再倒入少许食用油，腌渍 10 分钟至入味。

2. 锅中加水烧开，放入盐、食用油，倒入花椰菜，煮至食材断生后捞出，待用。

3. 用油起锅，放入胡萝卜片、姜片、蒜末、葱段，用大火爆香。

4. 再倒入腌渍好的猪肝，翻炒至其松散、转色；倒入焯煮好的花椰菜，淋上少许料酒，加入盐、鸡精，炒匀调味。

5. 淋入适量水淀粉，翻炒均匀，关火后盛出即成。

南 瓜花生红枣汤

原料

南瓜片200克·花生20克·红枣6枚·枸杞10克

护肝作用　南瓜具有增强免疫力、补中益气等作用，搭配红枣、花生食用，滋补效果更佳，适合肝炎恢复期患者食用。

做法

1. 砂锅中倒入适量清水，倒入花生、红枣。

2. 盖上盖，大火煮开之后转小火煮10分钟至食材熟软。

3. 揭盖，放入切好的南瓜、枸杞，拌匀。

4. 盖上盖，转中小火续煮15分钟至析出有效成分。

5. 揭盖，关火后盛出煮好的汤，装入碗中即可。

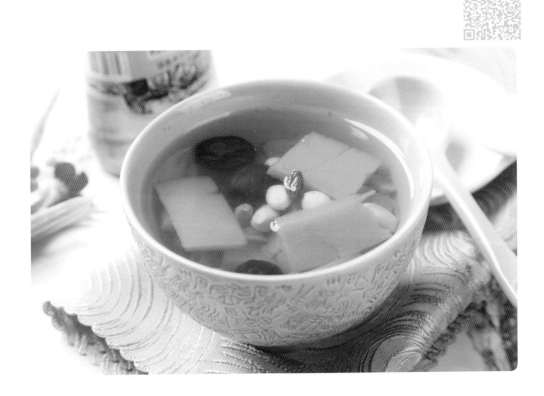

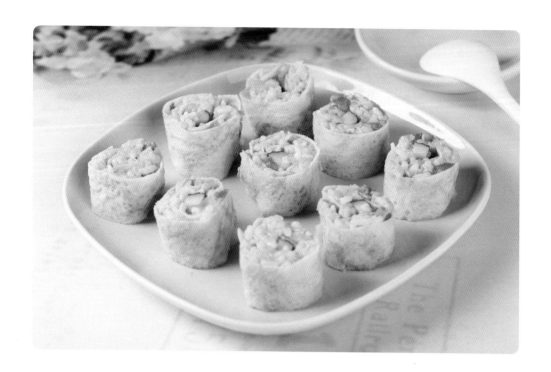

番 茄 饭 卷

原料

米饭120克·黄瓜皮25克·奶酪30克·番茄65克·鸡蛋1个·葱花少许

调料

盐3克·番茄酱少许·食用油少许

护肝作用 番茄具有健胃消食、生津止渴、清热解毒、凉血平肝等作用，对于肝炎患者的恢复有促进作用。

做法

1. 洗净的番茄用沸水煮至表皮破裂，捞出放凉，去皮后切丁；洗好的黄瓜皮划成细条；奶酪切小块。

2. 鸡蛋打入碗中，搅散，加盐，调成蛋液。

3. 起油锅，倒入番茄，放入奶酪块，炒至溶化，加入盐、番茄酱炒匀，倒入米饭，撒上葱花，盛出，即成馅料。

4. 蛋液倒入烧热的煎锅中煎成蛋皮，盛出平铺在案板上，放上馅料，铺开、摊匀；加入黄瓜皮条，制成饭卷，压紧收口，食用时切成小段，摆盘即可。

火龙果柠檬芹菜酸奶

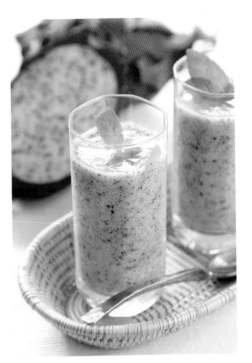

原料

火龙果 200 克·柠檬半个·芹菜少许·罗勒叶少许·酸奶 100 克

做法

1. 火龙果洗净，去皮取肉，切小块。
2. 柠檬洗净，切薄片。
3. 芹菜洗净，切段。
4. 将以上材料连同酸奶一起倒入榨汁机中打成果汁。
5. 将果汁倒入杯中，装饰上罗勒叶。

苦瓜芹菜黄瓜汁

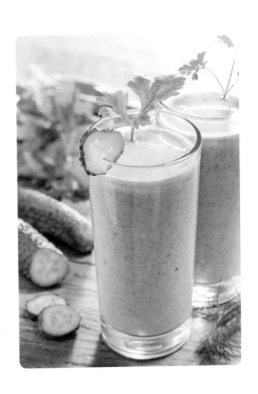

原料

黄瓜 1 根·苦瓜 50 克·芹菜 50 克·柠檬半个

调料

蜂蜜适量

做法

1. 苦瓜洗净，去籽，切片。
2. 柠檬洗净，去皮切丁。
3. 黄瓜洗净，切片。
4. 芹菜洗净，切丁。
5. 将上述材料放入榨汁机中搅打成汁。
6. 加入蜂蜜调匀，倒入杯中即可饮用。

病症

丁型肝炎

——

● 主要通过输血和血制品传播

【病症简介】

1. 丁型病毒性肝炎是由丁型肝炎病毒与乙型肝炎病毒等嗜肝DNA病毒共同引起的传染病，主要通过输血和血制品传播，与乙型肝炎的传播方式相似。丁型病毒性肝炎与乙型病毒性肝炎重叠感染后，可促使肝损害加重，并易发展为慢性活动性肝炎、肝硬化和重型肝炎。

2. 丁型病毒性肝炎患者多表现为厌食、发热、黄疸和肝区疼痛等症状；重型患者病情较为严重，表现为慢性肝炎中型、重型功能失代偿及重型肝炎，极少有慢性肝炎轻型者。

【治疗要点】

1. 对HDV感染尚无有效的治疗方法，关键在于预防。临床以护肝对症治疗为主。抗病毒药物如干扰素等主要是干扰HBV-DNA的合成，对HDV-RNA的合成无抑制作用。

2. 预防方法：①严格筛选献血员，保证血液和血制品质量，是降低输血后丁型肝炎发病率的有效方法。②对HBV易感者广泛接种乙肝疫苗是最终消灭HBsAg携带状态的有力措施，也是控制HDV感染切实可行的方法。③严格执行消毒隔离制度、无菌技术操作，对针刺和注射实行一次性医疗用具，或一用一消毒，防止医源性传播。

【饮食原则】

1. 补充蛋白质。患者适当补充蛋白质和碳水化合物，可以维持氨的平衡，改善肝脏功能，还有利于肝细胞损伤的修复和再生。

2. 补充维生素。患者要适当补充维生素A、维生素E等脂溶性维生素，以增强肝细胞的解毒、再生能力，提高免疫力。

3. 补充脂肪。饮食需要清淡，但也要适量进食脂肪，以每日50克左右为宜；尽量选择鱼肉和禽肉，畜肉要选择猪瘦肉。

4. 应忌食辛辣、刺激、大辛大热食物，因为这些食物的摄入会加重肝脏的损害。

5. 应戒酒。患者的肝脏对乙醇的解毒能力较弱，即使少量饮酒，也会加重肝细胞损害，导致肝炎加重。

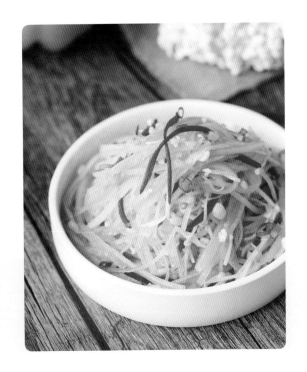

白萝卜拌金针菇

原料

白萝卜 200 克·金针菇 100 克·红甜椒 20 克·黄甜椒 20 克·蒜末少许·葱花少许

调料

盐 2 克·鸡精 2 克·白糖 5 克·芝麻油适量

护肝作用 | 白萝卜含芥子油、淀粉酶和粗纤维等，具有促进消化、通便排毒、止咳化痰等作用，常食有助于疏肝理气。

做法

1. 去皮的白萝卜和洗好的红甜椒、黄甜椒均切成细丝。
2. 洗净的金针菇切去根部。
3. 锅中加水烧开，倒入金针菇煮至断生，捞出放入凉开水中，洗净后沥干水分。
4. 取一碗，倒入白萝卜丝、红甜椒丝、黄甜椒丝、金针菇，撒上蒜末。
5. 加入盐、鸡精、白糖，淋入芝麻油，撒上葱花，拌匀后装盘。

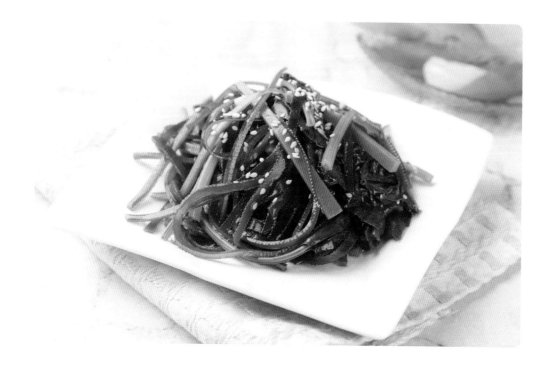

海带丝拌菠菜

原料

海带 230 克・菠菜 85 克・熟白芝麻 15 克・胡萝卜 25 克・蒜末少许

调料

盐 2 克・鸡精 2 克・生抽 4 毫升・芝麻油 6 毫升・食用油适量

护肝作用 海带含有不饱和脂肪酸、氨基酸、维生素 B_1 等营养成分，具有增强免疫力的作用，适合肝炎患者食用。

做法

1. 洗好的海带切丝；去皮洗净的胡萝卜切细丝。

2. 锅中加水烧开，倒入切好的海带丝、胡萝卜丝、菠菜，淋少许食用油，煮至断生，捞出沥水。

3. 取一碗，倒入焯煮好的食材，加入蒜末、盐、鸡精、生抽、芝麻油。

4. 撒上熟白芝麻，拌匀，将拌好的菜盛入盘中即可。

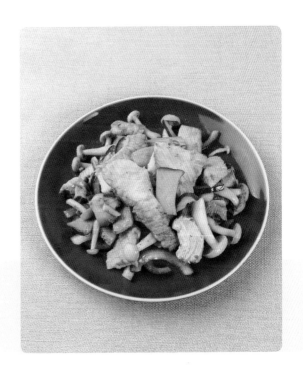

三 文鱼炒蘑菇

原料

新鲜三文鱼 200 克·真姬菇 100 克·杏鲍菇 100 克·洋葱 100 克·香菇 60 克·大蒜 1 瓣

调料

盐适量·胡椒粉少许·橄榄油 15 毫升

护肝作用 | 菇类中的有效成分可增强 T 淋巴细胞功能，从而提高机体抵御各种疾病的免疫能力，促进肝炎患者的恢复。

做法

1. 真姬菇切去根部颗粒状部分；杏鲍菇切片；香菇切去根部颗粒状部分，再切成两半；洋葱切丝；大蒜切末。

2. 三文鱼切片，撒上 1 克盐抹匀，静置 10 分钟，抹去水分。锅中倒入 5 毫升橄榄油烧热，倒入三文鱼煎至两面上色，盛出。

3. 轻轻晃动平底锅，倒入剩下的橄榄油和蒜末，小火炒香，加入洋葱炒至透明，加入真姬菇、杏鲍菇、香菇炒至上色，放入三文鱼，加入 2 克盐和胡椒粉，炒匀即可。

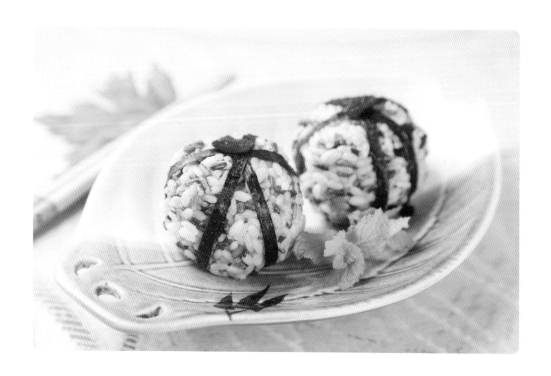

红 米海苔肉松饭团

原料

红米 175 克·大米 160 克·熟肉丁 30 克·海苔适量

红米内含丰富的磷、维生素 A、B 族维生素，能改善营养不良，缓解疲劳、精神不振等肝炎症状。

做法

1. 取一蒸碗，倒入洗净的红米、大米，加入适量清水；海苔切粗丝，备用。
2. 蒸锅上火烧开，放入蒸碗，盖上盖，用中火蒸约 30 分钟，取出，放凉待用。
3. 取一张保鲜膜铺开，倒入放凉的米饭，撒上海苔丝，倒入熟肉丁，拌匀。
4. 分成两份，搓成饭团，系上海苔丝，作为装饰，放入盘中即成。

芝麻花生黑豆浆

原料

黑豆 70 克·熟黑芝麻 10 克·花生仁 10 克

调料

白糖 15 克

做法

1. 黑豆泡软洗净；花生仁洗净；熟黑芝麻碾碎。
2. 将以上材料放入豆浆机中，添水搅打成浆。
3. 滤出豆浆，加入白糖拌匀。

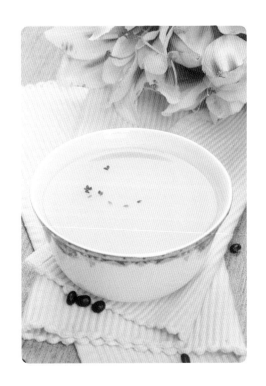

番茄西瓜西芹汁

原料

番茄 1 个·西芹 5 0 克·西瓜 400 克

做法

1. 西瓜洗净，去皮，切小块。
2. 番茄洗净，去蒂，切片。
3. 西芹洗净，切段。
4. 将以上材料放入榨汁机中搅打成汁，倒入杯中即可。

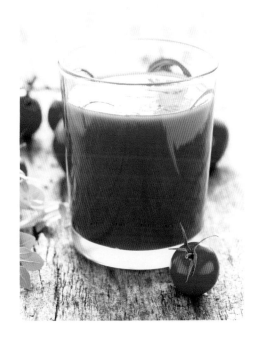

戊型肝炎

病症

食物污染、粪—口传播、血液传播、平时生活接触传播

【病症简介】

1.戊型病毒性肝炎是病毒性肝炎的一种，多发于高温多雨季节，尤其是洪涝灾害造成粪便对水源广泛污染的地区。

2.戊型病毒性肝炎潜伏期较长，平均为6周。一般起病比较急，以黄疸最为多见。多数患者有发热现象，伴有乏力、恶心、呕吐、肝区痛，少数患者有关节痛。大多数患者黄疸于2周左右消退，一般不发展为慢性。

【治疗要点】

1.选择性使用药物，如：进食少或有呕吐者应用10%葡萄糖液1 000~1 500ml加入3克维生素C、肝太乐、普通胰岛素，静脉滴注，每日1次。也可加入能量合剂及10%氯化钾；热重者可用菌陈胃苓汤加减；湿热并重者用菌陈蒿汤和胃苓合方加减；肝气郁结者用逍遥散；脾虚湿困者用平胃散；有主张黄疸深者重用赤芍有效。一般急性肝炎可治愈。

2.适当休息：早期严格卧床休息最为重要，症状明显好转后可逐渐增加活动量，以不感到疲劳为原则，治疗至症状消失、隔离期满。经1~3个月休息，可逐步恢复工作。

【饮食原则】

1.饮食清淡。戊型病毒性肝炎患者的饮食要清淡，忌食油腻、辛辣、刺激、生冷的食物，但要注意的是，饮食清淡不等于全素食，还要适量摄入脂肪，可以吃一些猪瘦肉。

2.补充维生素。戊型病毒性肝炎患者在日常饮食中还要注意多补充维生素，新鲜的蔬菜、水果都是不错的选择。蔬菜可以清炒，水果最好生吃，或者榨汁饮用。

3.注意饮食卫生。戊肝是一种人畜共患病，与人类密切接触的动物如猪、牛、羊、鸡、狗等都能感染戊肝炎毒，因此，一定要避免进食生肉或半熟动物肉制品以及海产品。

蔬 果面包早餐沙拉

原料

生菜 150 克·紫甘蓝 30 克·全麦面包
30 克·圣女果 25 克·胡萝卜 10 克

调料

橄榄油适量·盐适量

| 护肝作用 | 生菜是一种低脂肪、低胆固醇、多维生素、多纤维素的蔬菜，对肝炎患者的恢复有益。 |

做法

1. 全麦面包切块；紫甘蓝洗净，切丝；生菜洗净，撕成片；胡萝卜洗净，切丝；圣女果洗净。

2. 取平底锅，放入橄榄油加热。

3. 放上全麦面包，撒上盐，煎至面包变黄，取出。

4. 取一盘，放入处理好的蔬菜和面包，撒上适量的盐，搅拌均匀即可食用。

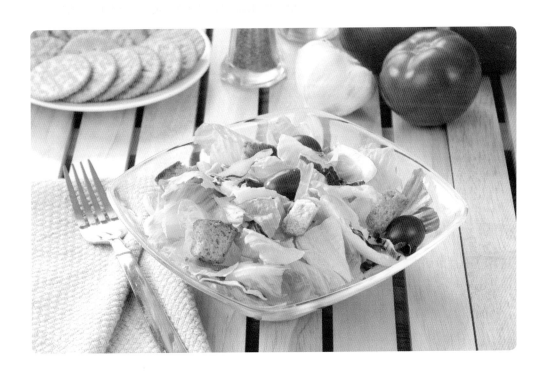

韩式五彩杂拌

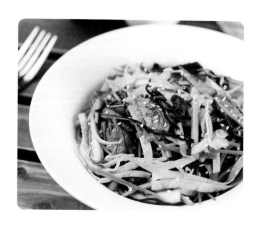

原料

鸡蛋 1 个·洋葱 50 克·胡萝卜 50 克·紫甘蓝 50 克·菠菜 50 克·鲜香菇 2 朵·熟白芝麻少许

调料

盐 3 克·芝麻油 8 毫升·白醋 10 毫升·食用油适量

做法

1. 鸡蛋打入碗中，搅打成蛋液；洗净的菠菜择去根部，切段。

2. 洋葱去皮，切丝；胡萝卜去皮，切丝；洗好的紫甘蓝、香菇切丝。

3. 锅中加水烧开，放入菠菜段、香菇丝，焯熟后捞出，沥干水分。

4. 起油锅，倒入蛋液，摊成蛋皮，盛出，放凉后切丝。将鸡蛋丝、洋葱丝、胡萝卜丝、紫甘蓝丝、菠菜段、香菇丝装碗，加入盐、芝麻油、白醋，拌匀后盛盘，撒上熟白芝麻即可。

素炖豆腐

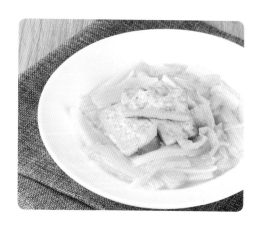

原料

豆腐 80 克·白菜 120 克·姜片 5 克·葱段 6 克·蒜瓣 5 克

调料

盐 2 克·食用油适量

做法

1. 洗净食材；白菜切成条；豆腐切厚片；蒜瓣切片；葱段切小段。

2. 沸水锅中倒入白菜焯烫约 1 分钟，捞出沥干待用。

3. 用油起锅，放入豆腐煎约 2 分钟至底部焦黄，翻面。

4. 放入姜片、蒜片、葱段，爆香。

5. 倒入适量清水至没过锅底，放入白菜，加盖炖 5 分钟至食材熟软。

6. 加盐调味后装盘即可。

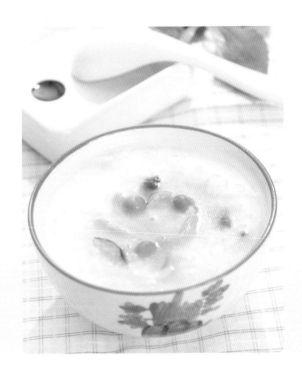

红 枣豌豆肉丝粥

原料

红枣 10 克·猪肉 30 克·大米 80 克·豌豆适量

调料

盐适量·淀粉适量·食用油适量

护肝作用

本品含有胡萝卜素、蛋白质、维生素C、膳食纤维等多种营养元素，有保肝护肝的作用，适合肝炎患者食用。

做法

1. 红枣、豌豆洗净；大米淘净泡好。

2. 猪肉洗净切丝，用盐、淀粉抹匀稍腌，放入油锅中滑熟，捞出待用。

3. 大米下锅，放入适量清水，用大火煮沸。

4. 改中火，放入红枣、豌豆，煮至粥将成。

5. 放入滑熟的猪肉丝，转小火，将粥熬好，加入盐调味即可。

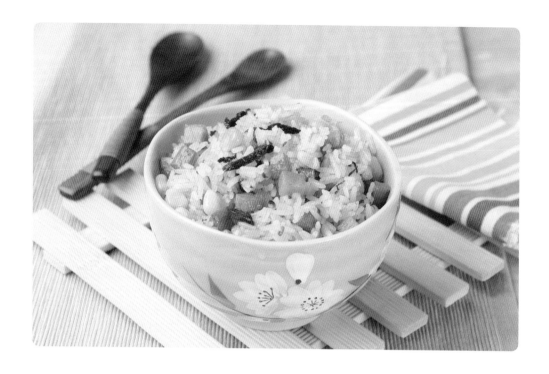

橄 榄 菜 炒 饭

原料

米饭 200 克·胡萝卜 50 克·玉米粒 60 克·橄榄菜 40 克·蒜末少许

调料

盐 2 克·鸡精 2 克·食用油适量

护肝作用 胡萝卜中含有丰富的胡萝卜素，能够有效促进细胞发育和提高人体的免疫力，对肝炎的恢复有一定的作用。

做法

1. 去皮洗净的胡萝卜切丁。

2. 热锅倒入油烧热，倒入蒜末，爆香。

3. 倒入胡萝卜丁、玉米粒，翻炒至变软。

4. 倒入米饭炒松散，倒入少许清水，快速翻炒片刻。

5. 加入盐、鸡精，倒入橄榄菜，快速翻炒匀，盛出装碗即可。

小米红豆浆

原料

红豆 50 克 · 小米 30 克

做法

1. 红豆、小米分别淘洗干净，浸泡至软。
2. 将红豆、小米一同放入豆浆机中，加水搅打成浆。
3. 把豆浆滤出，装杯即成。

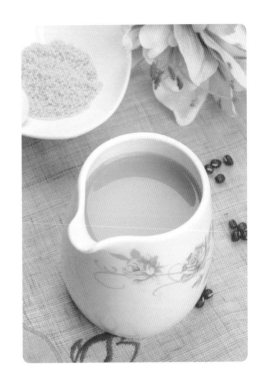

樱桃草莓葡萄柚汁

原料

樱桃 50 克 · 草莓 100 克 · 葡萄柚半个

做法

1. 樱桃、草莓去蒂洗净。
2. 葡萄柚洗净，去皮切块。
3. 将处理好的材料放入榨汁机中榨汁即可。

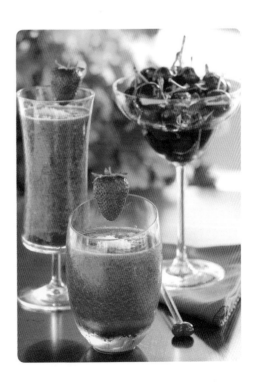

病症

酒精性肝炎

● 无传染性，主要由大量饮酒所致

【病症简介】

1. 酒精性肝炎是一种长期大量饮酒、酗酒而导致的肝脏疾病，发病症状表现为右上腹胀痛、食欲不振、恶心呕吐、乏力、体重减轻、黄疸等，严重时可伴有自主神经精神症状和蜘蛛痣、肝掌等表现。

2. 酒精所造成的肝损伤是有阈值效应的，当人饮酒达到一定的量，或达到一定年龄之后，肝炎的发病率就会大大增加，对肝的损害也会加大，这时候如果还继续饮酒、酗酒，就会导致肝脏发生病变。酒精性肝炎不会传染，高血压、心脑血管病、肝脏病、有胃肠疾病和打鼾人群，长期应酬饮酒或酗酒者容易患上此病。

【治疗要点】

1. 戒酒：治疗酒精性肝炎的首要方法是戒酒，其效果与疾病的严重程度有关。对于普通的酒精性肝炎，及时戒酒后往往在几周至几月内临床和病理表现即可明显改善；对于严重的酒精性肝炎，戒酒和药物支持治疗不一定能改善其症状；伴有凝血酶原活动度降低和腹水的酒精性肝硬化时，病程常有反复，戒酒也难以使其逆转。

2. 酒精性肝炎具有较高的独立死亡危险因素，所以重在预防，需限制饮酒。

【饮食原则】

1. 严格戒酒。长期过量饮酒是导致酒精性肝炎的根本原因，故酒精性肝炎患者在日常调理中要严格戒酒。若能彻底戒酒，消除病因，则可提高治疗效果，促进身体康复，防止疾病的复发、恶化或病变。

2. 合理饮食。以清淡、忌油腻、营养丰富、易消化为原则，忌食生冷、甜腻、辛热及生痰助湿之品。平时可多吃新鲜水果和蔬菜，增加维生素的摄入量；多吃一些鱼类、菌类食品。

3. 饮水充足。每日定时喝 1~2 杯水，有助于补充体内的水分，促进体内有害物质的排泄，减轻肝脏负担。

木耳拌豆角

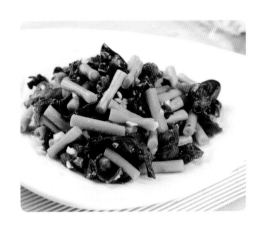

原料

水发木耳 40 克·豆角 100 克·蒜末少许·葱花少许

调料

盐 3 克·鸡精 2 克·生抽 4 毫升·陈醋 6 毫升·芝麻油适量·食用油适量

做法

1. 洗净的豆角切小段；洗好的木耳切小块。

2. 锅中加水烧开，加入少许盐、鸡精，倒入豆角段，倒入少许食用油，拌匀略煮，放入木耳块，拌煮至食材断生后捞出沥干。

3. 将焯煮好的食材装入碗中，撒上蒜末、葱花。

4. 加入盐、鸡精，淋入生抽、陈醋、芝麻油，拌至食材入味，盛入盘中即成。

魔芋烩时蔬

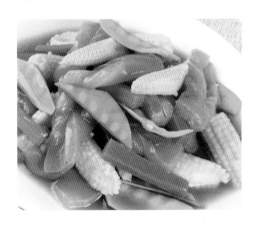

原料

魔芋豆腐 150 克·胡萝卜 50 克·荷兰豆 20 克·玉米笋 60 克·高汤 100 毫升

调料

白糖少许·料酒少许·盐少许·生抽少许·食用油适量

做法

1. 魔芋豆腐洗净，切块，并在中央划出一道切口，将其中一段从切口穿入拉出，编成麻花状。

2. 胡萝卜去皮洗净，切长条；荷兰豆、玉米笋洗净，切段；将魔芋豆腐放入热水中稍烫，捞出待用；锅中倒入高汤煮开，放入魔芋豆腐、胡萝卜条、荷兰豆、玉米笋段煮熟，加入白糖、盐调味，盛盘。

3. 另起油锅，将料酒、生抽炒成味汁，盛出浇入盘中即可。

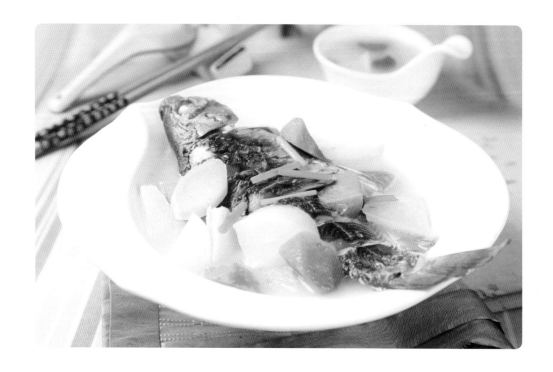

凉薯胡萝卜鲫鱼汤

原料

鲫鱼 600 克·去皮凉薯 250 克·去皮胡萝卜 150 克·姜片少许·葱段少许

调料

盐 2 克·料酒 5 毫升·食用油适量

护肝作用

鲫鱼肉质细嫩、味道鲜美、营养全面，在一定程度上可缓解肝炎患者食欲不振的症状，起到补气补肝的作用。

做法

1. 洗净的胡萝卜、凉薯切块。

2. 在洗净的鲫鱼身上划四道口子，撒上少许盐，抹匀，淋入料酒，腌渍 5 分钟至去除腥味。

3. 热锅倒入油，放入腌好的鲫鱼，煎约 2 分钟至两面微黄；加入姜片、葱段，爆香，倒入适量清水。

4. 放入切好的凉薯、胡萝卜，加入盐，拌匀，加盖，用中火焖 1 小时至入味。

5. 揭盖，盛出鲫鱼，装在盘中即可。

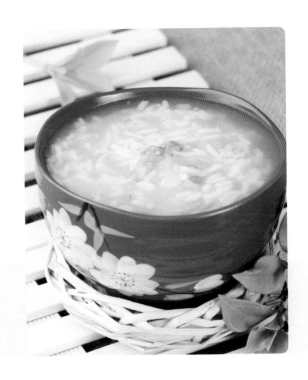

红 薯燕麦粥

原料

水发大米 80 克·水发燕麦 60 克·红薯
60 克·姜丝少许·葱花少许

调料

盐 2 克·鸡精 2 克

护肝作用 红薯含有膳食纤维、多种维生素以及钾、铁、硒等，有补气补肝、保护肝细胞的作用。

做法

1. 洗好去皮的红薯切厚片，再切条，改切成小块，备用。

2. 砂锅中倒入适量清水烧开，倒入大米、燕麦，放入红薯，拌匀。

3. 盖上盖，烧开后用小火煮 40 分钟至食材熟透；揭盖，放入盐、鸡精、姜丝、葱花，拌匀。

4. 关火后盛出煮好的粥，装入碗中，撒上葱花即可。

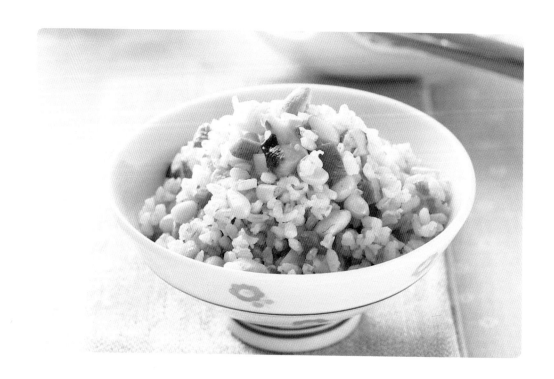

柏子仁玉米饭

原料

胚芽米饭 100 克・玉米粒适量・柏子仁适量・香菇适量・青豆适量・去皮胡萝卜适量・肉丁适量

调料

盐适量・胡椒粉适量・生抽适量・食用油适量

护肝作用 本品含有胡萝卜素、维生素 C、膳食纤维等多种营养元素，有提高免疫力、保护肝脏等作用。

做法

1. 柏子仁压碎；洗好的香菇、去皮胡萝卜均切成丁。

2. 肉丁用生抽调味，腌渍片刻。

3. 起油锅，倒入肉丁炒至变色，放入柏子仁、香菇、去皮胡萝卜和洗净的玉米粒、青豆，炒至蔬菜断生。

4. 倒入胚芽米饭，加入盐、胡椒粉调味，炒匀炒透即可。

燕 麦小米豆浆

原料

燕麦 30 克·小米 30 克·水发黄豆 50 克

做法

1. 将泡好的黄豆倒入碗中，放入小米、燕麦，加入适量清水，搓洗干净。
2. 将洗好的材料倒入滤网，沥干水分，倒入豆浆机中，加水至水位线。
3. 盖上机头，选择相应的程序，再选择"开始"键，开始打浆。
4. 待豆浆机运转约 20 分钟，即成豆浆。
5. 把豆浆倒入滤网，滤取豆浆，倒入碗中，撇去浮沫后即可饮用。

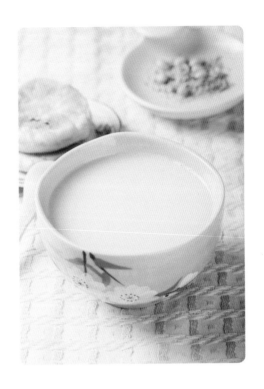

哈 密瓜猕猴桃汁

原料

哈密瓜 200 克·猕猴桃 2 个·薄荷叶少许

做法

1. 哈密瓜去皮，去籽切块。
2. 猕猴桃去皮，取肉切小块。
3. 将以上材料放入榨汁机中榨汁，倒入杯中，放上薄荷叶即可。

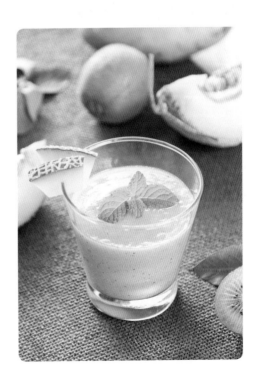

病症

药物性肝炎

无传染性，主要由服用某些药物所致

【病症简介】

1. 药物性肝炎患者在起病时经常会伴随畏寒、发热、乏力、恶心呕吐、肝区胀痛、腹泻、食欲不振等不适症状，亦可发生黄疸；严重者甚至会迅速陷入昏迷状态。

2. 药物性肝炎是由于服用了某些可造成肝损害的药物，使得肝脏细胞受到破坏而引起的病症。通常是在治疗某些疾病时使用了可造成肝损害的药物，这是造成药物性肝炎最常见的原因。例如降糖药、抗结核药物、免疫抑制剂、消炎镇痛药等，这些药物都可危害到肝脏的健康，从而引起肝炎。药物性肝炎不会传染。

【治疗要点】

1. 立即停用有关或可疑造成肝损害的药物。

2. 卧床休息，配合饮食疗法（同病毒性肝炎的饮食），给予 B 族维生素及维生素 C。

3. 深度黄疸应静滴葡萄糖、维生素 C，静滴中药茵栀黄，维持电解质平衡。

4. 根据药物情况给予相应的解毒剂。

5. 并发爆发性肝衰竭，应按爆发性肝炎的原则处理，可采用人工肝或人工肾清除药物，并应用特殊解毒剂；扑热息痛引起肝坏死，可用 N- 乙酰半胱氨酸解毒。

【饮食原则】

1. 饮食以松软、易消化为主。可进食葡萄糖、米汤、藕粉、果汁、果酱、果冻以及细粮、豆制品等。

2. 均衡饮食，科学搭配。合理搭配饮食，做到不偏食，多吃一些含维生素的蔬菜、水果，高蛋白而低脂肪类的食物，如猪瘦肉类、鱼类、蛋类、奶类、菌菇类等。

3. 戒酒，拒绝不健康食物。坚决戒酒，要少吃油炸、油腻、辛辣、有刺激性、含色素与防腐剂的加工食物。

4. 多喝水。多喝水有助于促进新陈代谢，减少毒素的吸收，并溶解水溶性的毒素。在每日清晨空腹喝 1 杯温开水，还能降低血液黏度，预防心脑血管疾病。

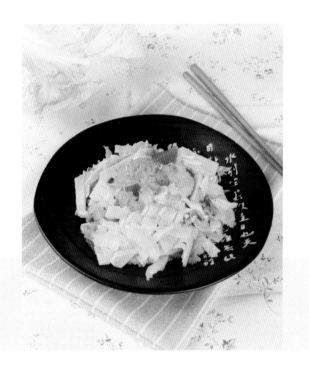

竹笋炒大白菜

原料

大白菜 150 克·竹笋 100 克·去皮胡萝卜 30 克·虾皮 10 克·葱花 5 克·香菜少许

调料

盐 2 克·鸡精 2 克·料酒 5 毫升·食用油适量

护肝作用

竹笋具有开胃消食、促进食欲、增强免疫力的作用，能改善肝炎患者食欲，促进疾病的恢复。

做法

1. 洗净的大白菜切条；洗好的竹笋、胡萝卜切片。

2. 锅中倒入清水烧开，放入竹笋片、胡萝卜片焯水至熟，捞出装盘备用。

3. 取小碗，倒入料酒，放入虾皮，加入部分葱花，倒入盐、鸡精，搅匀成酱料。

4. 锅中倒入油烧热，倒入葱花爆香，再加入大白菜，翻炒均匀。

5. 倒入竹笋片、胡萝卜片，炒匀。

6. 将酱料倒入锅中，翻炒全熟，盛入盘中，撒上香菜即可。

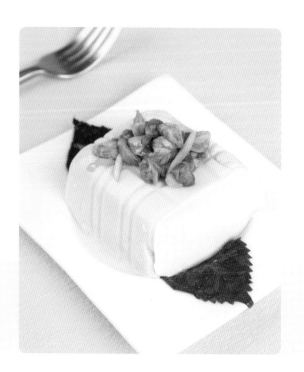

豆腐蚬肉

原料

蚬肉 200 克·内酯豆腐 400 克·紫苏少许·葱段少许

调料

白酒少量·生抽 5 毫升·白醋 5 毫升·白糖 2 克

护肝作用 蚬含有蛋白质、多种维生素等营养物质，其所含的微量元素钴对维持人体造血功能和恢复肝功能有较好效果。

做法

1. 蚬肉洗净，放入沸水中焯烫，捞出沥水。

2. 锅中倒入白酒烧开，加入生抽、白醋、白糖拌匀，放入蚬肉、葱段快速煮熟，盛出，备用。

3. 紫苏洗净，铺在盘中；内酯豆腐拆开包装，倒扣在盘上。

4. 将煮好的蚬肉放在豆腐上即可。

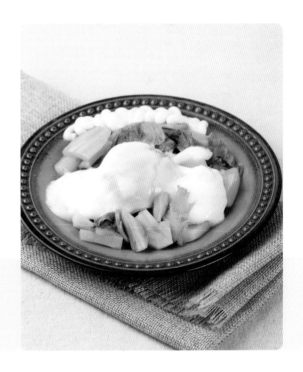

芥 菜温泉蛋

原料

芥菜 100 克·鸡蛋 120 克

调料

食用油 10 毫升·沙拉酱适量

护肝作用 | 本品富含蛋白质、维生素等营养成分，能为肝炎患者补充营养，改善肝炎患者乏力体虚、面色晦暗的症状。

做法

1. 芥菜洗净，切成 2 厘米长的段；鸡蛋洗净，备用。

2. 锅中倒入适量清水，烧开后降温至 70~80℃，放入鸡蛋，水以淹没鸡蛋为好。

3. 保持 70~80℃的水温，25 分钟后将鸡蛋捞出，放入冷水中冷却，即成温泉蛋。

4. 锅中倒入食用油烧热，放入芥菜炒熟，盛盘。

5. 将鸡蛋壳轻轻敲碎，打开鸡蛋，倒在芥菜上，最后淋上沙拉酱。

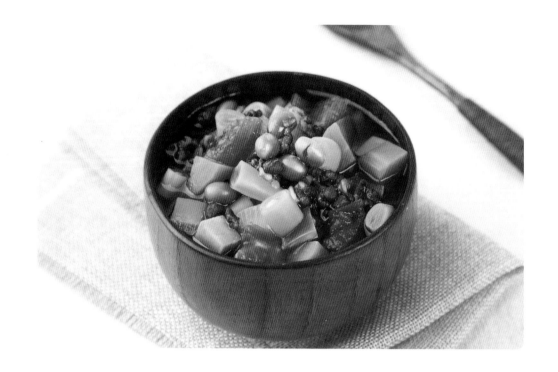

杂 谷浓菜汤

原料

洋葱 100 克·胡萝卜 100 克·菜豆 100 克·番茄250克·黑米30克·红豆30克·黄豆 30 克·糯米 30 克·米肠 30 克

调料

橄榄油 10 毫升·盐 3 克·胡椒粉少许

护肝作用 本品含丰富的膳食纤维，可以促进体内毒素的排出，减轻肝炎患者的肝脏负担。

做法

1. 洋葱、番茄、米肠切丁；胡萝卜切扇形；菜豆切 1 厘米长的段；黑米、红米、黄豆、糯米浸泡 30 分钟，入锅煮熟。

2. 锅中倒入橄榄油烧热，倒入洋葱、胡萝卜炒软，至油分浸入后，连水倒入煮好的黑米、红米、黄豆、糯米和另外备好的清水，煮 1~2 分钟。

3. 加入番茄、菜豆，盖上锅盖，续煮 2~3 分钟至菜豆变软。

4. 倒入米肠，加盐、胡椒粉调味，至谷物上色，盛入碗中即可。

菊花雪梨豆浆

原料

黄豆 50 克·干菊花 10 克·雪梨 20 克

做法

1. 黄豆泡软洗净。
2. 干菊花用温开水泡发。
3. 雪梨洗净去皮，去核切块。
4. 将以上材料放入豆浆机中搅打成浆，滤出豆浆即可。

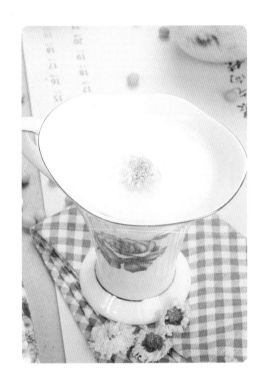

草莓木瓜柠檬蜜汁

原料

草莓 100 克·木瓜半个·柠檬 50 克·薄荷叶少许

调料

蜂蜜少许

做法

1. 草莓去蒂洗净，对半切开。
2. 木瓜洗净，去籽，切小块。
3. 柠檬洗净，切薄片。
4. 将上述材料放入榨汁机中榨汁。
5. 倒出榨好的果汁，加少许蜂蜜拌匀，点缀上薄荷叶即可。

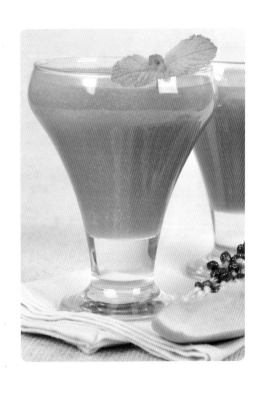

病症

脂肪性肝炎

● 无传染性，主要由于脂肪摄入过多等因素导致

【病症简介】

1.轻度脂肪肝患者通常仅有疲乏感，常常易困、易疲劳。中度脂肪肝患者有类似慢性肝炎的表现，常有食欲不振、疲倦乏力、恶心、呕吐、体重减轻、肝区或右上腹隐痛等。

2.高血压、心脑血管病、肝炎、胃肠疾病、糖尿病患者，以及长期应酬饮酒或酗酒者容易患上此病。引起脂肪肝的原因有很多，主要包括长期饮酒，致使肝内脂肪氧化减少；长期摄入高脂饮食或长期大量摄入糖、淀粉等碳水化合物食品，使肝脏脂肪合成过多；体重过高，缺乏运动，使肝内脂肪输入过多；也有可能是糖尿病、肝炎或某些药物引起的急性或慢性肝损害所致。脂肪肝不具有传染性。

【治疗要点】

1.病因治疗：病因治疗是最关键、最有效的治疗方法。酒精性脂肪肝患者需戒酒，肥胖性脂肪肝患者应进行减肥治疗，营养不良性脂肪肝患者则更需要加强营养，高脂血症引起的脂肪肝应给予降血脂治疗，急性妊娠脂肪肝患者需及时中止妊娠，药物性脂肪肝患者应停用引起脂肪肝的相应药物。

2.延缓疾病进展的治疗：对于主观或客观原因不能进行有效病因治疗的患者来说，尤其是对于脂肪性肝炎、肝纤维化的患者，应给予保肝药物、抗肝纤维化的药物进行治疗，以延缓疾病进展，防止肝硬化的形成。

【饮食原则】

1.适量补充碳水化合物和脂肪。足够热量的饮食，多吃蔬菜和水果，有助于减少血中胆固醇含量，满足身体的维生素需求，还会起到降脂作用。或者选择一些菌类食品，可以提高免疫力。

2.饮食以清淡为主，少食多餐。忌油腻、辛辣、刺激、油炸的食物。

3.禁忌烟酒。由于酒精对肝脏有着比较直接的损害作用，会导致肝内脂肪的蓄积。长期饮用会增加肝功能的负担，使肝脏受损严重。

豆 皮拌豆苗

原料

豆皮 70 克·豆苗 60 克·葱花少许·花椒 15 克

调料

盐 1 克·鸡精 1 克·生抽 5 毫升·食用油适量

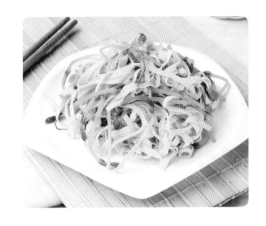

做法

1. 洗净的豆皮先切成丝，再切成两段。

2. 沸水锅中倒入洗好的豆苗，焯 1 分钟至其断生，捞出沥干；倒入切好的豆皮，煮 2 分钟以去除豆腥味，捞出沥干。

3. 将煮好的豆皮装碗，撒上葱花，待用。

4. 起油锅，倒入花椒，炸至香味飘出，捞出花椒，将花椒油淋在豆皮和葱花上。

5. 放上焯好的豆苗，加入盐、鸡精、生抽，拌匀后装盘即可。

玉 米芥蓝拌巴旦木仁

原料

玉米粒 100 克·芥蓝 80 克·甜椒 50 克·巴旦木仁 40 克

调料

盐 2 克·鸡精 2 克·芝麻油 5 毫升·陈醋 3 毫升

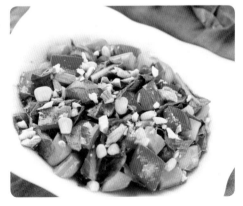

做法

1. 洗净的甜椒切开，去籽，切成丁；择洗好的芥蓝切去多余的叶子，再切丁；备好的巴旦木仁拍碎，待用。

2. 锅中加水大火烧开，倒入玉米粒、芥蓝、甜椒，煮约 2 分钟至断生，捞出。

3. 将余好的食材装入碗中，放入盐、鸡精，淋入芝麻油、陈醋，搅拌匀；加入部分巴旦木仁，搅拌均匀，将拌好的菜装入盘中，撒上剩余的巴旦木仁即可。

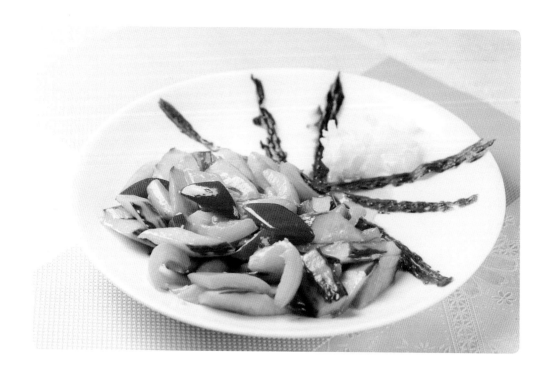

彩 椒 炒 黄 瓜

原料

红彩椒 80 克·黄彩椒 80 克·黄瓜 150 克·姜片少许·蒜末少许·葱段少许

调料

盐 2 克·鸡精 2 克·料酒适量·生抽适量·水淀粉适量·食用油适量

护肝作用 | 本品中的彩椒、黄瓜中均含有充足的维生素 C，能提高肝炎患者的抗病能力，促进其身体的恢复。

做法

1. 将洗净的彩椒切成块；洗好的黄瓜去皮，切成小块。

2. 用油起锅，放入姜片、蒜末、葱段，爆香。

3. 倒入切好的黄瓜、彩椒，淋入适量料酒，炒香。

4. 倒入少许清水，加入适量盐、鸡精、生抽，炒匀调味。

5. 倒入适量水淀粉勾芡，将炒好的食材盛出，装入盘中即可。

燕麦苦瓜酿

原料

燕麦片 30 克·苦瓜 160 克·猪肉馅 30 克·香菇 20 克·干贝 15 克

调料

盐适量·水淀粉适量

护肝作用 食用本品有助于肝细胞的修复和再生，能为肝炎患者补充营养，增强患者抵抗力，改善患者的血液循环。

做法

1. 洗净食材；香菇切末；苦瓜切等长段，去籽，制成苦瓜圈。
2. 干贝中加清水泡发 10 分钟后切碎。
3. 碗中倒入猪肉馅、香菇末、燕麦片、干贝和盐搅拌，过程中加适量清水拌至黏稠。
4. 将拌匀的肉馅放入苦瓜圈里，然后放入烧热的蒸锅中蒸 8 分钟，取出。
5. 锅中倒入苦瓜汤汁，加水和水淀粉煮沸勾芡，盛出浇在苦瓜上即可。

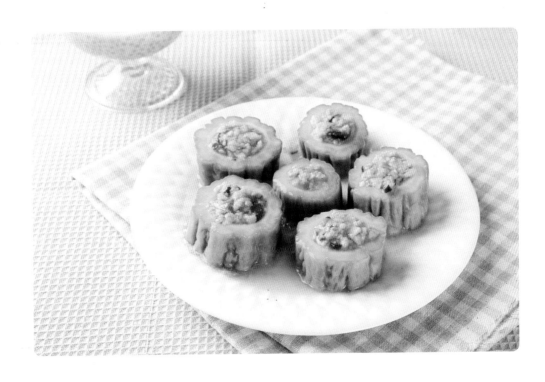

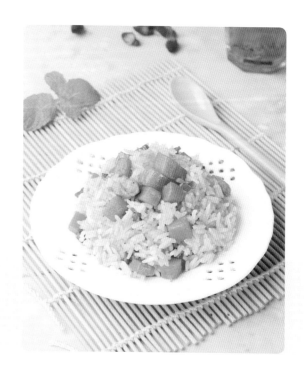

南瓜炒饭

原料

冷米饭 120 克·去皮南瓜 90 克·猪瘦肉 50 克·葱花少许

调料

盐 2 克·鸡精 2 克·生抽 10 毫升·料酒 5 毫升·白胡椒粉 3 克·生粉适量·食用油适量

护肝作用 南瓜具有保肝护肾的作用；米饭具有补中益气、健脾养胃的作用。两者炒成饭一起食用，具有益气补肝的功效。

做法

1. 南瓜、猪瘦肉切成丁。

2. 取一碗，倒入切好的猪瘦肉，加盐、料酒、生抽、白胡椒粉搅匀，倒入生粉，淋入食用油，拌匀，腌渍 10 分钟。

3. 锅中加水烧开，倒入南瓜丁，焯煮片刻，捞出待用。

4. 用油起锅，倒入瘦肉丁，炒至转色，放入南瓜丁，炒匀；倒入适量清水，加盖，大火焖 2 分钟至熟。

5. 揭盖，倒入冷米饭，炒散，加入生抽、盐、鸡精，炒匀，倒入葱花，翻炒约 2 分钟至入味，盛出即可。

黑 红绿豆浆

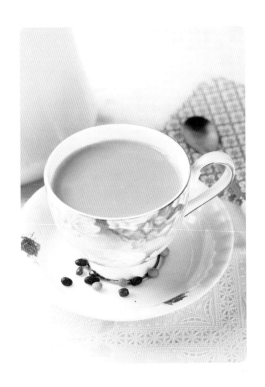

原料

水发黑豆４０克・水发绿豆３０克・水
发红豆25克

调料

白糖适量

做法

1. 把洗好的绿豆、黑豆、红豆倒入豆
浆机中，倒入适量清水至水位线。

2. 选择相应的程序，再选择"开始"键，
待豆浆机运转约15分钟，即成豆浆。

3. 将豆浆倒入滤网，滤取豆浆，倒入
杯中，加入白糖，搅拌至白糖溶化即可。

杧 果哈密瓜汁

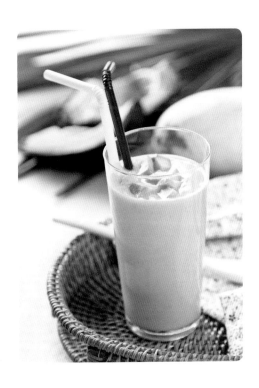

原料

哈密瓜 100 克・杧果 1 个

做法

1. 哈密瓜去皮，切丁。

2. 杧果去皮取肉，切小块。

3. 将切好的哈密瓜和杧果放入榨汁机
中榨汁即成。

自身免疫性肝炎

● 无传染性

【病症简介】

1. 自身免疫性肝炎是由自身免疫反应介导的慢性进行性肝脏炎症性疾病。

2. 大多数病人表现为慢性肝炎，严重病例可快速进展为肝硬化和肝衰竭；约三分之一的患者无任何症状，仅因体检发现肝功能异常而就诊；约三分之一患者就诊时已出现肝硬化；部分患者以急性、甚至爆发性起病，其转氨酶和胆红素水平较高，临床过程凶险。

3. 目前病因仍未明确，在临床上有如黄疸、发热、皮疹、关节炎等各种症状，通常发生在 15~40 岁的人身上，其中女性尤为多见。

【治疗要点】

1. 治疗自身免疫性肝炎的主要目的是缓解症状，改善肝功能及病理组织异常，减慢向肝纤维化的进展。单独应用糖皮质激素或联合硫唑嘌呤治疗是目前自身免疫性肝炎的标准治疗方案。

2. 自身免疫性肝炎如果未及时治疗，可缓慢进展为肝硬化，肝移植是治疗终末期自身免疫性肝炎肝硬化的有效方法。

【饮食原则】

1. 饮食宜清淡，忌油腻。要坚持清淡少盐膳食，多吃富含营养、容易消化的食物，可适当增加高蛋白质的供给，限制糖类以及脂肪的摄入。饮食宜清淡，忌油腻。饮食结构要合理，少食多餐为宜。

2. 多吃素类食物，常吃奶类、豆类，常喝豆浆等。注意补充含 B 族维生素、维生素 C、维生素 K 及叶酸类较多的食物，如新鲜的水果、蔬菜。

茄 泥沙拉

原料

茄子 1 个·红彩椒半个·圣女果 60 克·生菜 1 片·熟白芝麻适量

调料

盐适量·橄榄油适量

护肝作用 | 本品含有胡萝卜素、维生素 C、膳食纤维等多种营养元素，能调节机体免疫功能，促进疾病恢复。

做法

1. 茄子去皮洗净，切丁；红彩椒去籽，洗净备用。

2. 锅中加水烧开，放入茄子煮至熟透，捞出沥干。

3. 用勺子将煮熟的茄子捣成泥，加入盐、橄榄油、熟白芝麻拌匀，填入红彩椒中。

4. 洗净的生菜铺在盘底，放上红彩椒和洗净的圣女果即可。

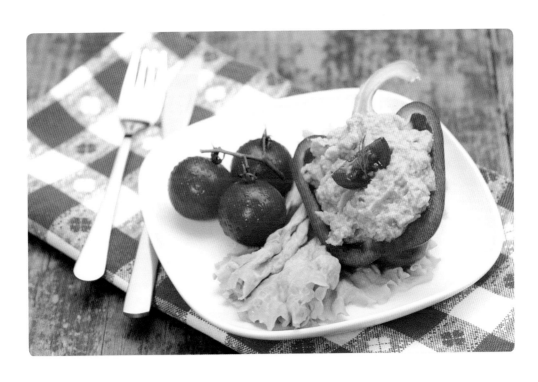

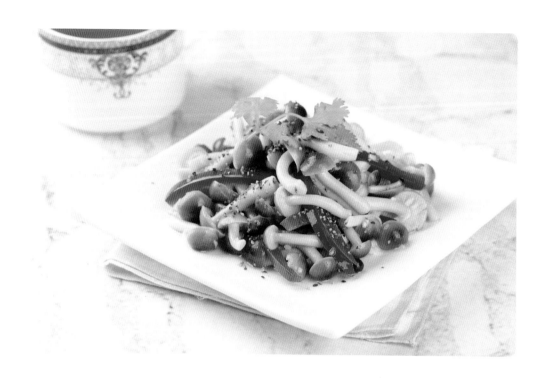

橄 榄 油 蒜 香 蟹 味 菇

原料

蟹味菇200克·彩椒40克·蒜末少许·香菜少许

调料

盐3克·橄榄油5毫升·黑胡椒粒少许·食用油适量

| 护肝作用 | 蟹味菇含有多种维生素、氨基酸、真菌多糖、嘌呤、腺苷等成分，有调节机体免疫力、促进肝炎恢复的作用。 |

做法

1. 洗净的彩椒切粗丝，装入小碟中，待用。

2. 锅中加水烧开，加入少许盐、食用油，放入洗净的蟹味菇，倒入彩椒丝，搅匀，煮约半分钟至食材熟软，捞出沥水。

3. 将焯煮熟的食材装碗，加入盐，撒上蒜末，倒入橄榄油，快速搅匀至入味。

4. 将拌好的食材装盘，撒上黑胡椒粒，点缀上香菜即成。

银耳素烩

原料

水发银耳 80 克·去皮莴笋 70 克·去皮胡萝卜 80 克·海苔 20 克·清汤 100 毫升

调料

盐 1 克·水淀粉 5 毫升·食用油适量

> **护肝作用** 银耳含有丰富胶质、多种氨基酸，经常食用能帮助患者调节身体免疫力，促进身体恢复。

做法

1. 泡好的银耳切去根部，撕成小块；将莴笋、胡萝卜切圆片。

2. 锅置火上，倒入清汤烧热，加入盐，倒入银耳焯烫约 2 分钟，捞出待用。

3. 舀出少许清汤浸泡海苔，待用。

4. 待清汤再次沸腾时倒入莴笋片、胡萝卜片，煮至熟透，捞出待用。

5. 电蒸锅加水烧开，放入银耳，加盖，蒸 30 分钟；揭盖，取出，两侧整齐摆放好莴笋片、胡萝卜片，两头放入海苔。

6. 将锅中剩余清汤稍稍加热，用水淀粉勾芡，一边淋入少许食用油一边搅匀成酱汁，淋入食材上即可。

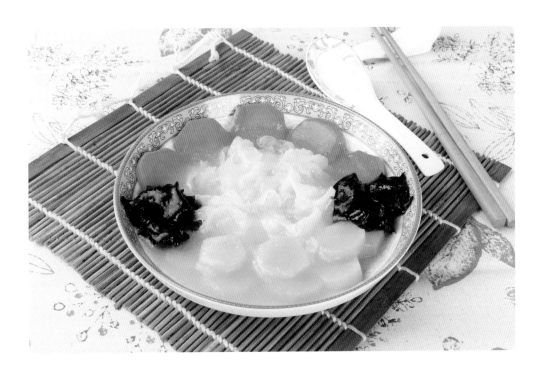

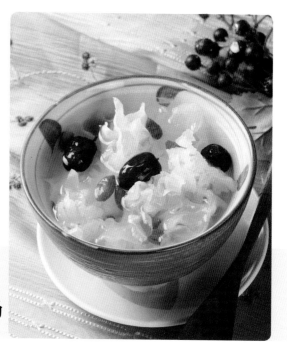

红枣银耳补血养颜汤

原料

水发银耳 40 克·红枣 25 克·枸杞适量

调料

白糖适量

护肝作用 | 银耳含丰富的蛋白质、脂肪、膳食纤维、微量元素、胶质、银耳多糖，能改善患者的肝肾功能。

做法

1. 泡发洗净的银耳切去黄色根部，再切成小块，备用。

2. 锅中加入适量清水烧开，倒入备好的红枣、银耳。

3. 盖上锅盖，烧开后转小火煮 10 分钟至食材熟软。

4. 揭开锅盖，倒入备好的枸杞，搅拌均匀。

5. 稍煮片刻后，加入少许白糖，搅拌至溶化。

6. 将煮好的甜汤盛出，放凉即可饮用。

南瓜蔬菜浓汤

原料

南瓜135克·西蓝花45克·洋葱35克·口蘑20克·西芹15克

调料

白糖2克·橄榄油适量·盐适量·鸡精适量

做法

1. 南瓜去皮，切片；西蓝花切小朵；口蘑切片；西芹切细条。

2. 锅中加水烧开，倒入西芹、洋葱、口蘑、西蓝花汆煮片刻；加入适量盐，煮至断生，将食材捞出，沥干，待用。

3. 锅中倒入橄榄油烧热，倒入部分洋葱，炒香，倒入南瓜片，翻炒片刻；倒

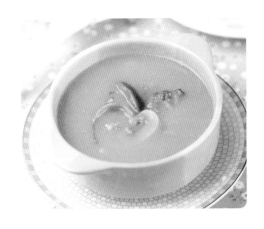

入适量清水，煮15分钟；倒入榨汁机，将食材打碎，制成南瓜汤，倒入碗中，待用。

4. 将打好的南瓜汤倒入锅中，煮沸，再倒入剩余汆煮好的食材，搅拌片刻，加入盐、白糖、鸡精，搅拌调味即可。

草莓石榴菠萝汁

原料

草莓100克·石榴1个·菠萝300克，柠檬适量

做法

1. 草莓去蒂洗净；石榴取肉；菠萝去皮，切小块，留一小部分备用。

2. 将准备好的材料放入榨汁机中榨汁。

3. 将榨好的果汁倒入杯中，挤入柠檬汁，加少许菠萝块即可。

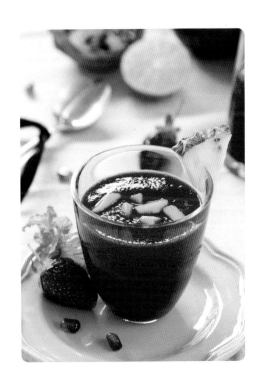

草鱼	兔肉	牛肉	紫菜	黑木耳	红枣	玉米	西蓝花	胡萝卜	菠菜
148	142	136	130	124	120	108	102	090	078
可替换食材▼	可替换食材▼	可替换食材▼	可替换食材▼	可替换食材▼	可替换食材▼	可替换食材▼	可替换食材▼	可替换食材▼	可替换食材▼
鲫鱼	鸽肉	猪瘦肉	海带	银耳	枸杞	燕麦	花椰菜	南瓜	油白菜
152	145	139	134	128	122	112	106	094	082

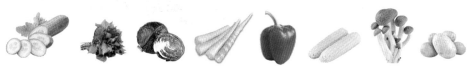

养肝食材轻松替换，每顿不重样

肝炎患者饮食安排是否合理，营养摄入是否充足，对疾病的恢复具有举足轻重的作用。本部分介绍了保肝护肝的 14 种常见食材及推荐食谱，并且为了丰富您的餐桌，提供了可供替换的食材及推荐食谱。

蔬菜

包菜

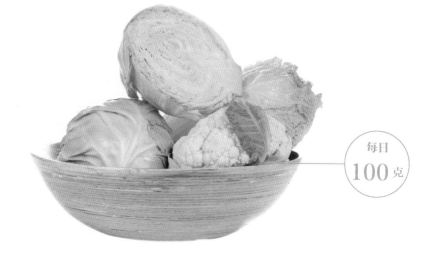

每日
100克

主要营养成分　性味归经

性平，味甘。归脾、胃经。

维生素 C、维生素 B₁、叶酸、钾

【对肝脏的好处】

包菜中含有的叶酸在体内制造核糖核酸、脱氧核糖核酸方面扮演重要的角色，是人体在利用糖分和氨基酸时的必要物质，因此叶酸能保护肝脏，并能防止脂肪肝的发生，起到清肝泻火、促进肝炎恢复的作用。

【食用注意事项】

①为防止包菜干燥变质，可以用保鲜膜包好入冰箱冷藏保存。
②适于炒、烩、拌、熘等，可与番茄一起做汤，也可作馅心。
③腹泻、气虚胃寒、胃肠功能不佳者不宜食用。

素 炒番茄包菜

原料

包菜 200 克·番茄 100 克·葱花 3 克·蒜末 3 克·西芹叶少许

调料

鸡精 2 克·盐 2 克·食用油适量·胡椒粉适量

护肝作用 | 番茄可促进消化液分泌，具有独特的抗氧化性，能促进消化和吸收，缓解肝炎的症状。

做法

1. 洗净的包菜切成条；洗净的番茄对切开，去蒂，切小块。

2. 锅中倒入油烧热，放入蒜末、葱花爆香，倒入包菜，翻炒约 2 分钟。

3. 倒入番茄，翻炒约 1 分钟。

4. 放入胡椒粉、鸡精、盐，翻炒均匀，盛入盘中，装饰上西芹叶即可。

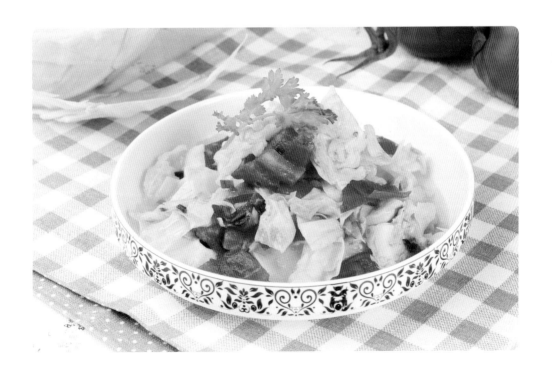

千层包菜

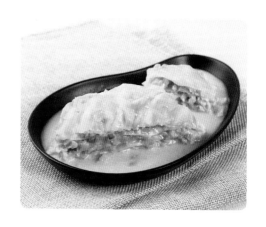

原料

包菜150克·猪瘦肉100克·鸡蛋110克·胡萝卜50克·洋葱50克·清汤100毫升

调料

白酒10毫升·盐少许·胡椒粉少许·番茄汁适量·食用油适量

做法

1. 洗好的包菜一片片剥下。
2. 鸡蛋打散，搅打成蛋液，加入猪瘦肉、胡萝卜、洋葱搅拌，用盐、胡椒粉调味，继续搅拌至黏稠为止。
3. 锅的内侧涂上食用油，交互地叠上包菜、猪肉蛋糊，倒入白酒、清汤，盖上锅盖，加热至沸腾。
4. 转中火煮30分钟，用锅铲分切成若干块，连同汤汁一起盛盘，最后淋上番茄汁即可。

包菜豆腐蛋汤

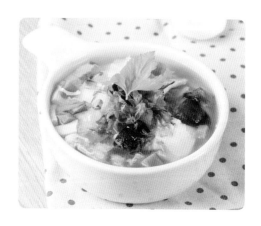

原料

包菜60克·豆腐100克·鸡蛋1个·去皮胡萝卜10克·茼蒿10克·大葱20克·香菇15克·木鱼花15克

调料

盐2克·生抽5毫升·水淀粉适量

做法

1. 包菜切块；大葱、胡萝卜切丁；豆腐切片；茼蒿切去茎，留下茼蒿叶；洗净的香菇去柄，切十字花刀成四块；鸡蛋打入碗中，搅匀成蛋液。
2. 锅中加水烧开，放入香菇块、胡萝卜丁、豆腐片、包菜块、大葱丁，搅匀，煮约1分钟至食材熟透。
3. 加入盐、生抽，加入水淀粉，搅至汤水微稠；倒入蛋液，搅匀成蛋花；关火后盛出汤品，放上茼蒿叶、木鱼花即可。

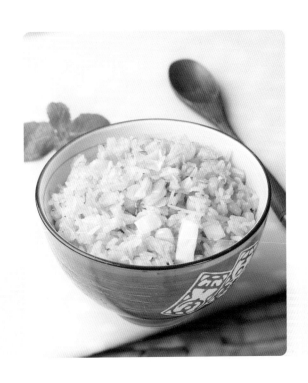

包菜炒饭

原料

包菜 130 克·冷米饭 200 克·玉米粒 50
克·鸡蛋液 60 克

调料

盐 2 克·鸡精 2 克·生抽 5 毫升·食用
油适量

护肝作用 | 包菜含有的叶酸能保护肝脏，并能防止肝炎恶化，促进肝炎恢复，起到清肝泻火的作用。

做法

1. 洗净的包菜切丝。

2. 锅中加水烧开，倒入玉米粒，焯煮片刻，捞出待用。

3. 用油起锅，倒入鸡蛋液，炒散。

4. 放入包菜丝、玉米粒、冷米饭，翻炒约 2 分钟至熟。

5. 加入生抽、盐、鸡精，翻炒约 2 分钟至入味。

6. 关火后盛出炒好的米饭，装入碗中即可。

白菜

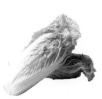

白菜同包菜一样，含有非常丰富的膳食纤维，能促进排毒、帮助消化，对肝脏起到保护作用。其含有多种维生素，还能增强肝脏解毒能力。

白菜涮肉沙拉

原料

白菜 100 克·猪里脊肉 50 克·白萝卜 50 克·胡萝卜 50 克·葱白少许

调料

蜂蜜 7 克·鱼露 5 毫升·白醋 5 毫升·花生酱适量

做法

1. 白菜、葱白洗净，切丝；白萝卜、胡萝卜去皮洗净，切丝。

2. 洗好的猪里脊肉切薄片，放入沸水中氽熟，捞出沥水。

3. 将白菜铺在盘中，叠上氽过水的猪肉，再放上白萝卜、胡萝卜、葱白。

4. 把花生酱、蜂蜜、鱼露、白醋拌匀，调成味汁，淋入盘中即成。

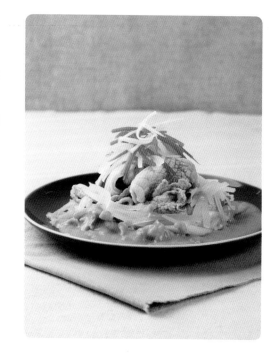

时 蔬肉卷

原料

白菜叶 200 克·水发香菇 50 克·胡萝卜 40 克·鸡蛋 1 个·葱花 3 克·姜末 5 克·肉馅 100 克

调料

鸡精 3 克·盐 2 克·生抽 10 毫升·水淀粉 15 毫升·芝麻油适量·食用油适量

护肝作用	白菜含有丰富的维生素 C，可增强机体对病毒感染的抵抗力，有利于肝炎患者的康复。

做法

1. 洗净去皮的胡萝卜、香菇切成细丝；鸡蛋倒入碗中，搅散打匀；肉馅中加入生抽、芝麻油、葱花、姜末、鸡精，搅匀。

2. 白菜叶放入沸水锅中煮软，取出。

3. 热锅倒入油烧热，倒入蛋液摊成皮，煎好后取出，切成细丝。

4. 将白菜叶摊平，放入香菇、胡萝卜丝、蛋皮、肉馅，卷起食材，制成白菜卷，放入烧开的电蒸锅中蒸 10 分钟。

5. 清水倒入锅中，大火烧开，放入盐、鸡精、水淀粉，搅拌匀制成浇汁，将制成的汁浇在白菜卷上即可。

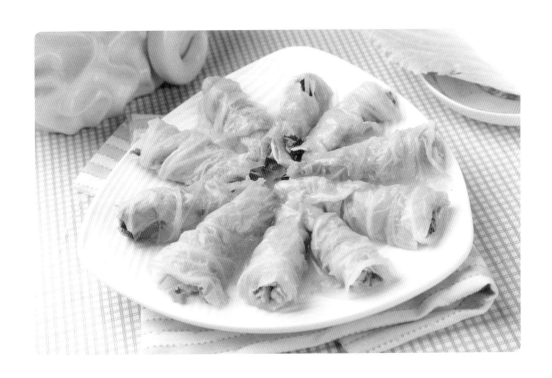

菠菜

每日
100克

主要营养成分

维生素A、维生素C、铁、钾、叶酸、膳食纤维

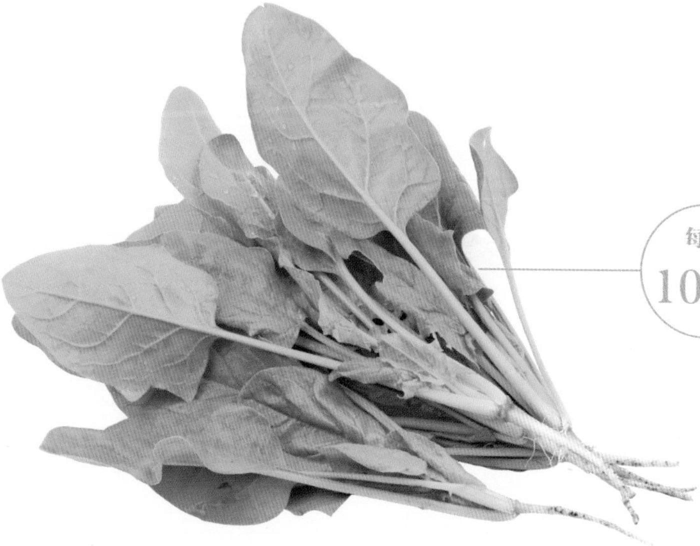

性味归经

性凉，味甘。归胃、大肠经。

【对肝脏的好处】

菠菜中营养丰富，维生素A和维生素C的含量是所有蔬菜之冠。菠菜中富含多种维生素，其中的维生素C有抗病毒作用。菠菜含有非常丰富的铁，可以促进造血功能，纠正肝功能异常导致的凝血障碍。

【食用注意事项】

①菠菜尽量不要和含优质蛋白、高钙食物共食，如豆腐、牛奶等，以免破坏营养素。菠菜富含铁，但吃多了容易阻碍身体对钙的吸收，故小儿食用菠菜的量不宜过多。

②肾炎、肾结石、脾虚便溏者不宜食用。

蒜香菠菜炒平菇

原料

菠菜 200 克·平菇 100 克·大蒜 1 瓣

调料

食用油 7 毫升·盐 2 克·酱油 5 毫升

护肝作用　大蒜中的硫化物能通过增强机体免疫能力，阻断脂质过氧化，帮助身体排毒，促进肝炎恢复。

做法

1. 菠菜切成两段，茎纵向切开；平菇洗净；大蒜横切成薄片。
2. 平底锅中倒入食用油，加入大蒜，小火炒香。
3. 转大火，放入平菇，炒至粘在一起。
4. 接着依次放入菠菜的茎和叶，快速炒匀，加入盐，淋入酱油，炒匀即可。

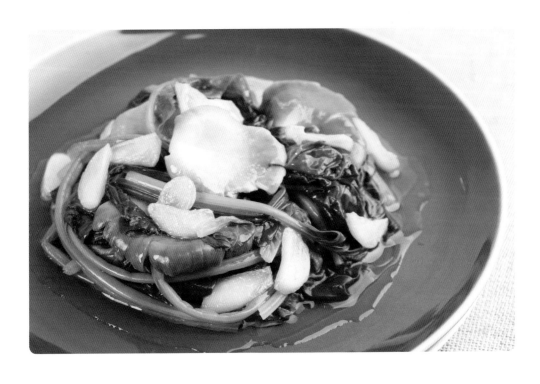

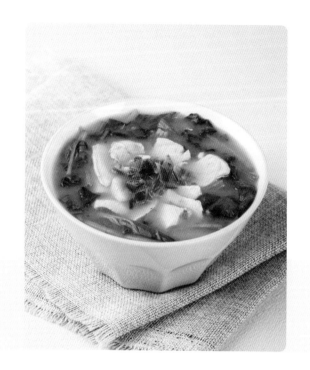

菠 菜洋葱汤

原料

鸡胸肉 200 克·洋葱 100 克·菠菜 150 克·面粉 5 克

调料

色拉油 10 毫升·盐 2 克·胡椒粉少许

护肝作用
菠菜中含有丰富的铁和叶绿素，经常食用能补血补肝，对肝炎恢复有较好的促进作用。

做法

1.　鸡胸肉切成合适大小的片；洋葱切碎；菠菜切成 4~5 厘米长的段，从茎开始放入沸水中略煮，用滤网捞出，放凉，挤干水分。

2.　锅中倒入色拉油烧热，倒入鸡胸肉和洋葱，中火略炒，炒至鸡胸肉变色，撒上面粉，炒至无粉末后续炒片刻。

3.　锅中倒入 2 杯水，大火加热，搅匀煮沸，盖上锅盖，小火加热 5 分钟，中途搅拌数遍，煮至汤呈柔滑状态。

4.　最后加入盐和胡椒粉调味，加入菠菜略煮，关火即可。

菠 菜猪肝炒饭

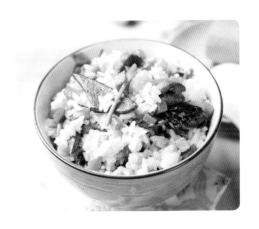

原料

猪肝 90 克·菠菜 60 克·去皮胡萝卜 95 克·熟米饭 200 克

调料

盐 2 克·鸡精 2 克·料酒 5 毫升·生粉 5 毫升·食用油适量

做法

1. 洗净的胡萝卜切丁；洗好的菠菜切小段；洗净的猪肝切片，加入盐、料酒、生粉，拌匀，腌渍 10 分钟至去腥入味。
2. 沸水锅中倒入菠菜，焯煮一会儿至断生，捞出待用；锅中加水烧开，倒入猪肝，汆煮一会儿至去除血水，捞出待用。
3. 热锅倒入油，倒入胡萝卜丁，翻炒均匀；倒入猪肝，放入熟米饭，炒至熟软。
4. 加入少许盐、鸡精，翻炒约 1 分钟至入味；倒入菠菜，翻炒均匀即可。

菠 菜苹果优酪乳

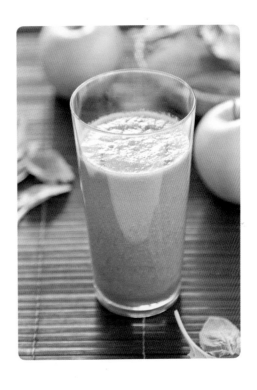

原料

青苹果 1 个·菠菜 100 克·番茄 150 克·酸奶 100 克

调料

蜂蜜适量

做法

1. 番茄、青苹果洗净，均切成大小适当的块；菠菜洗净，切段。
2. 将处理好的蔬果放入榨汁机中，倒入酸奶，榨成汁后倒入杯中，加入适量蜂蜜即可。

可替换食材

油白菜

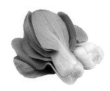

🍎 **可替换原因**

油白菜同菠菜一样富含蛋白质、脂肪、钙、铁及多种维生素。且油白菜气味辛凉，入肝、脾经，具有散血消肿、清热解毒的功效，适合肝炎患者食用。

海 带拌油白菜

原料

海带 50 克·油白菜 200 克·熟白芝麻少许

调料

生抽 10 毫升·白砂糖 3 克·芝麻油 5 毫升

做法

1. 海带洗净，切片；油白菜洗净，分切成茎和叶，沸水锅中先放入油白菜的茎，接着再放叶，迅速焯水。

2. 油白菜放入盘中晾凉，切成 3 厘米长的段，拧干水分。

3. 生抽和白砂糖混匀，搅拌至白砂糖溶化，倒入熟白芝麻，制成味汁。

4. 将切好的海带与油白菜一同装盘，淋入芝麻油、调好的味汁，拌匀即可。

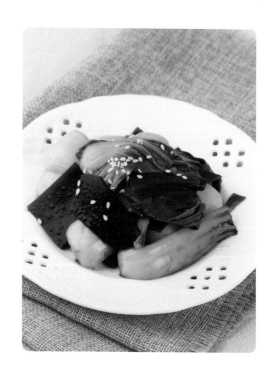

豆腐油白菜香菇浓汤

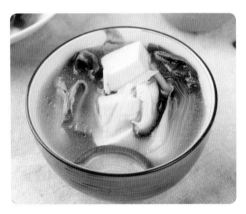

原料

豆腐 150 克·香菇 20 克·油白菜 100 克·生姜 10 克

调料

料酒 10 毫升·盐 1.5 克·胡椒粉少许·水淀粉适量·芝麻油 5 毫升

做法

1. 油白菜切开；香菇切去根部，再切成 1 厘米厚的片；生姜切细丝；豆腐切成 1.5 厘米厚的小方块。
2. 锅中倒入适量清水烧开，倒入切好的油白菜和香菇，中火煮 1 分钟，加入料酒、盐、胡椒粉、生姜调味，加入水淀粉勾芡。
3. 加入豆腐煮沸，倒入芝麻油拌匀。

油白菜橙子柠檬汁

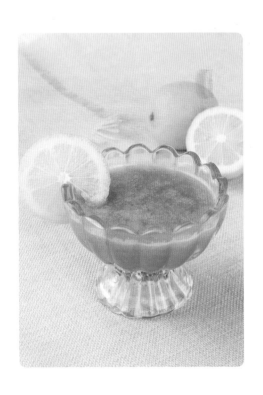

原料

油白菜 50 克·橙子 100 克

调料

柠檬汁适量

做法

1. 洗净的橙子切开，切瓣，去皮，切成小块；洗好的油白菜切碎，待用。
2. 备好榨汁机，倒入切好的食材。
3. 加入备好的柠檬汁，倒入适量凉开水。
4. 盖上盖，调转旋钮至 1 挡，榨取蔬果汁。
5. 将榨好的蔬果汁倒入杯中即可。

蔬菜

冬瓜

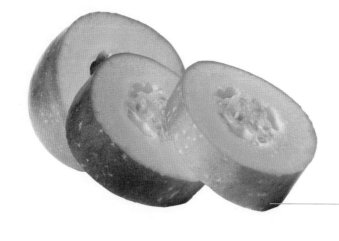

每日
200 克

主要营养成分

膳食纤维、维生素 C、钾

性味归经

性凉，味甘、淡。归肺、大肠、膀胱经。

【对肝脏的好处】

冬瓜因富含维生素 C、膳食纤维、钾等营养物质，具有利水消肿、减肥降脂、保肝护肝等功效，可减轻肝硬化、肝腹水引起的不适症状，还可用于肝炎、后期肝硬化、脂肪肝患者的调养。

【食用注意事项】

①如果买回来的冬瓜吃不完，用一块比较大的保鲜膜贴在冬瓜的切面上，用手抹紧贴满，可保鲜 3~5 天。

②冬瓜有利水功效，若非水肿患者，不可与具有相同功效的食物同时食用，否则易造成身体脱水。脾胃虚寒、肾脏虚寒、阳虚肢冷者不宜食用。

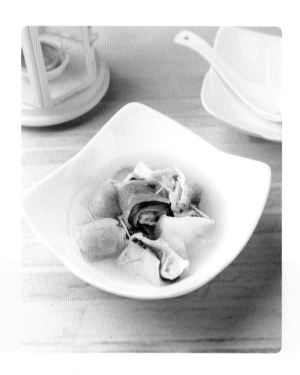

三鲜冬瓜卷

原料

冬瓜165克·水发香菇50克·鸡蛋1个·火腿25克·高汤150毫升

调料

盐2克·料酒3毫升·芝麻油5毫升·食用油适量

护肝作用 冬瓜具有利尿、清热、化痰、解渴等功效，能够缓解肝炎患者食欲减退、腹胀、厌油腻食物等症状。

做法

1. 洗好去皮的冬瓜切薄片；火腿切片；洗净的香菇去蒂，切成片；把鸡蛋打入碗中，打散调匀，制成蛋液。

2. 锅中倒入油烧热，倒入蛋液，用小火煎成蛋皮，晾凉后切成小块。

3. 锅中加水烧开，放入冬瓜片，拌匀，用中火煮熟，捞出待用。

4. 取冬瓜片，铺平，依次放上香菇、火腿、蛋皮，卷成卷，用牙签固定，制成数个冬瓜卷，放入蒸碗中，待用。

5. 在高汤中加入盐、料酒，拌匀，倒入蒸碗中；将蒸碗放入烧开的蒸锅中，中火蒸约20分钟至熟，取出蒸碗，淋入少许芝麻油即可。

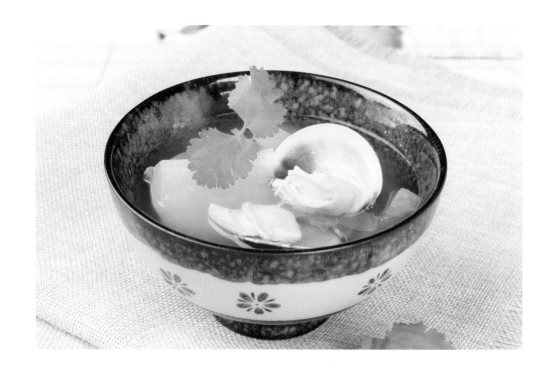

冬 瓜 蛤 蜊 汤

原料

冬瓜 110 克·蛤蜊 180 克·香菜 10 克·姜片少许

调料

盐 2 克·鸡精 2 克·白胡椒粉适量

护肝作用

冬瓜对由乙肝导致的肝炎湿热内蕴型患者可起到清热利湿、消退黄疸的功效。本品是乙肝患者的食疗佳品。

做法

1. 洗净去皮的冬瓜切成片，待用。

2. 锅中倒入适量的清水，大火烧开。

3. 倒入冬瓜片、姜片，搅拌匀，盖上锅盖，大火煮 5 分钟至食材变软。

4. 掀开锅盖，倒入处理好的蛤蜊，拌匀，煮至开壳。

5. 加入盐、鸡精、白胡椒粉，搅匀调味。

6. 关火后将煮好的汤盛出装入碗中，放上备好的香菜即可。

黄瓜

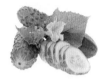

🍎 **可替换原因**

黄瓜同冬瓜一样富含维生素和膳食纤维，能清肝泻火。其所含的丙氨酸、精氨酸和谷胺酰胺对肝炎患者，特别是酒精性肝炎患者有一定作用。

经典地中海沙拉

原料

黄瓜100克·圣女果50克·鸡蛋60克·生菜20克·洋葱20克·红彩椒少许

调料

苹果醋10毫升·盐3克

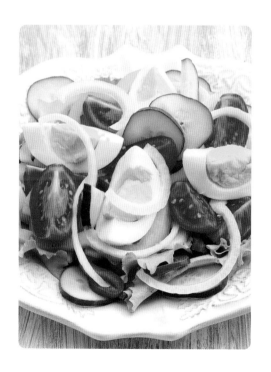

做法

1. 黄瓜洗净，切片；圣女果洗净，切瓣。

2. 洋葱洗净，切成均匀的丝状。

3. 红彩椒洗净，切成均匀的条状。

4. 生菜洗净，垫入准备好的盘子里。

5. 锅中倒入适量清水，放入鸡蛋煮至熟透。

6. 捞出煮熟的鸡蛋，去掉蛋壳，切成均匀的四瓣。

7. 将食材依次摆入盘中，淋入适量的苹果醋，撒上盐即可。

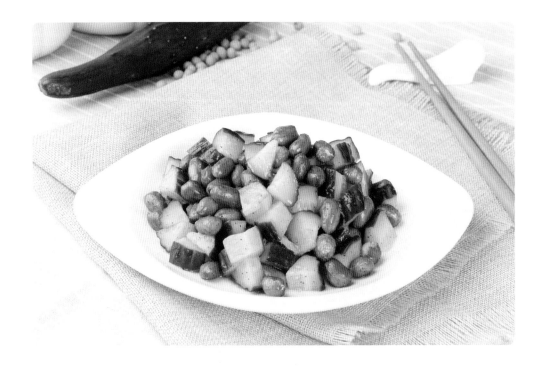

黄 瓜 拌 花 生 米

原料

黄瓜 150 克·花生米 80 克

调料

盐 3 克·胡椒粉适量·芝麻油适量·食用油适量

护肝作用 | 黄瓜中的蛋白质能够修复受损的肝细胞；其所含维生素 E 能加强细胞膜的抗氧化作用，保护肝细胞。

做法

1. 洗净的黄瓜切成条，再切成丁。

2. 取一碗，放入花生米，倒入适量食用油，拌匀，盖上保鲜膜，放入微波炉加热 3 分钟。

3. 待时间到打开炉门，将花生米取出，去除保鲜膜，将里面多余的油分沥去。

4. 备好一个容器，倒入黄瓜、花生米，加入盐、胡椒粉、芝麻油，拌匀。

5. 将拌好的食材倒入盘中即可。

开心果番茄炒黄瓜

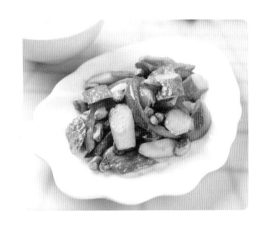

原料

开心果仁55克·黄瓜90克·番茄70克

调料

盐2克·橄榄油适量

做法

1. 将洗净的黄瓜切开，去除瓜瓤，再斜刀切段。

2. 洗好的番茄切开，再切小瓣。

3. 煎锅置火上，淋入少许橄榄油，大火烧热。

4. 倒入黄瓜段，炒匀炒透，放入切好的番茄，翻炒一会儿至其变软，加入少许盐。

5. 炒匀调味，再撒上备好的开心果仁，用中火翻炒一会儿，至食材入味。

6. 关火后盛出炒好的菜肴，装在盘中即可。

黄瓜炒木耳

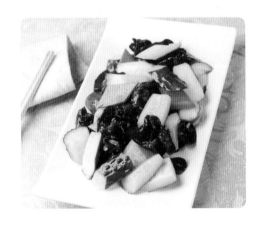

原料

黄瓜180克·水发木耳100克·胡萝卜40克·姜片少许·蒜末少许·葱段少许

调料

盐2克·鸡精2克·白糖2克·水淀粉10毫升·食用油适量

做法

1. 洗好去皮的胡萝卜切段，再切成片。

2. 洗净的黄瓜切开，去瓤，用斜刀切段。

3. 用油起锅，倒入姜片、蒜片、葱段，爆香。

4. 放入胡萝卜，炒匀，倒入洗好的木耳，翻炒匀，加入备好的黄瓜，炒匀。

5. 加入少许盐、鸡精、白糖，炒匀调味。

6. 倒入适量水淀粉，翻炒均匀，关火后盛出炒好的菜肴即可。

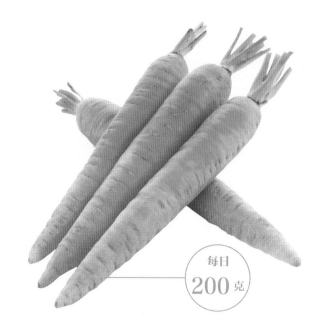

蔬菜

胡萝卜

每日
200 克

性味归经

性平，味甘。归脾、肺经。

主要营养成分

膳食纤维、胡萝卜素、B族维生素、维生素C

【对肝脏的好处】

胡萝卜富含胡萝卜素和挥发油，有助于提高肝炎患者体内的维生素A水平，间接预防癌变的发生。胡萝卜中的维生素C有助于肠道对铁的吸收，可提高肝脏对铁的利用率，帮助治疗缺铁性贫血，起到补血补肝的作用。

【食用注意事项】

①胡萝卜可炒、烧、做汤或作配菜食用，也可以生吃，口感和营养也相当不错。胡萝卜素是一种脂溶性物质，消化吸收率极差，烹调时应用食用油烹制。

②胡萝卜食用过多会使皮肤黄染。胡萝卜不宜做下酒菜，因为酒与胡萝卜素能在肝脏内产生一种毒素。

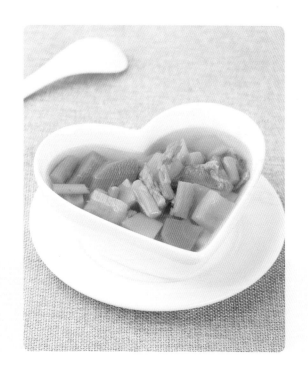

黄彩椒胡萝卜汤

原料

黄彩椒 150 克·芦笋 150 克·胡萝卜 100 克·培根 2 片

调料

盐 2 克·胡椒粉少许

护肝作用 本品富含维生素和膳食纤维，能促进新陈代谢，帮助机体排毒，减轻肝脏负担，促进肝功能恢复。

做法

1. 黄彩椒去蒂，去籽，切成 1.5 厘米厚的丁；芦笋切去根部较硬部分，从根部 5 厘米处剥去皮，洗净，切成 1.5 厘米长的段；胡萝卜洗净，去皮，切成 2~3 毫米厚的扇形。

2. 锅中倒入清水，倒入胡萝卜、培根，盖上锅盖，中火加热，待沸腾后转小火加热 2~3 分钟，煮至胡萝卜变软，倒入黄彩椒。

3. 煮约 5 分钟至黄彩椒变软，加入芦笋略煮，加入盐、胡椒粉调味即可。

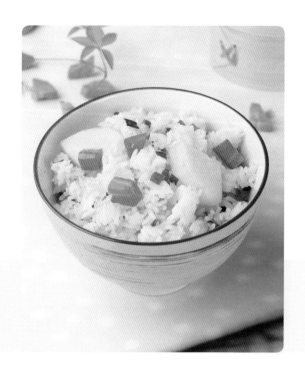

胡萝卜苹果炒饭

原料

凉米饭 230 克·胡萝卜 60 克·苹果 90 克·葱花少许·蒜末少许

调料

盐 2 克·食用油适量

做法

1. 将洗净去皮的苹果切瓣，去核，切片，切小块；洗净去皮的胡萝卜切丁。

2. 用油起锅，倒入胡萝卜，加入蒜末，炒香，倒入凉米饭，翻炒松散。

3. 放盐，炒匀，倒入葱花，炒匀，加入苹果，炒匀，盛出即可。

护肝作用 | 胡萝卜中含有丰富的胡萝卜素，能够有效促进细胞发育和提高人体的免疫力，对于肝炎患者有一定的食疗作用。

胡萝卜红薯牛奶

原料

胡萝卜70克·红薯1个·牛奶适量

调料

蜂蜜适量

护肝作用	红薯中含有膳食纤维、胡萝卜素、多种维生素等，可以补充人体营养和能量，促进肝炎的恢复。

做法

1. 胡萝卜、红薯去皮洗净，均切成块。
2. 水烧开，放入胡萝卜、红薯焯一下，捞出沥干。
3. 将以上材料放入榨汁机中，倒入牛奶，一起搅打成汁。
4. 将蔬菜汁倒入杯中，加入适量蜂蜜调味即可。

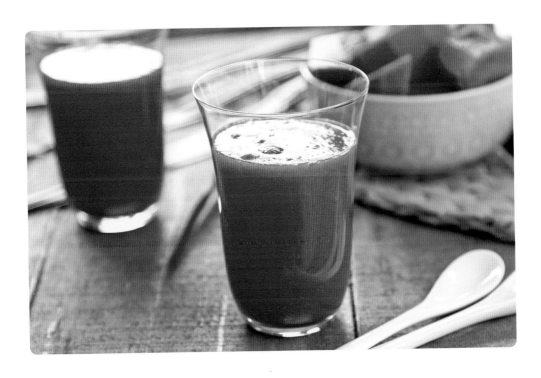

南瓜

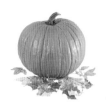

南瓜中丰富的类胡萝卜素在机体内可转化成具有重要生理功能的维生素 A，有助于增强机体的免疫功能，促进肝脏功能的恢复。

南 瓜酸奶沙拉

原料

南瓜 350 克·蚕豆 50 克·番茄 50 克·原味酸奶 100 克

调料

食用油 7 毫升·盐 2 克·胡椒粉少许

做法

1. 南瓜去皮洗净，切成小块，放入微波炉中加热 2 分钟。

2. 蚕豆用热水煮过后取出豆仁，装盘备用。

3. 番茄去蒂洗净，切成小丁。

4. 碗中放入原味酸奶、食用油、盐、胡椒粉，再加入南瓜、蚕豆、番茄，搅拌均匀。

5. 将拌好的食材倒入盘中即可。

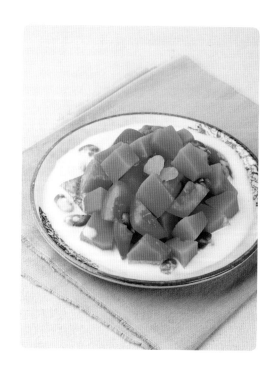

南瓜拌饭

原料

南瓜 90 克·芥菜 60 克·水发大米 150 克

调料

盐少许

护肝作用

南瓜含有的果胶有很好的吸附性，能黏结和消除体内有害物质，对排毒有促进作用，能帮助肝脏功能的恢复。

做法

1. 把去皮洗净的南瓜切成粒；洗好的芥菜切成粒。

2. 将大米倒入碗中，加入适量清水；切好的南瓜装入另一个碗中。

3. 分别将装有大米、南瓜的碗放入烧开的蒸锅中，中火蒸 20 分钟至食材熟透，取出待用。

4. 汤锅中加水烧开，放入芥菜，煮沸，放入蒸好的南瓜、大米，搅拌均匀。

5. 在锅中加入适量盐，用锅勺拌匀调味，盛入碗中即成。

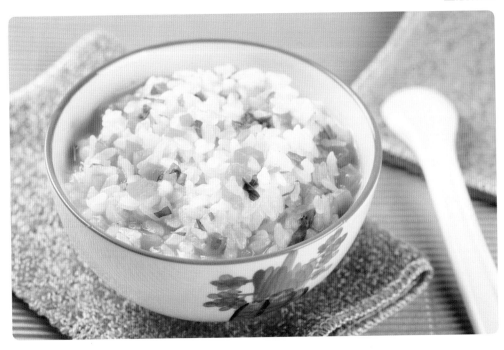

番茄

每日
200克

性味归经

性微寒，味甘、酸。归肝、肺、胃经。

主要营养成分

维生素 A、维生素 C、番茄红素、膳食纤维

【对肝脏的好处】

番茄含有大量膳食纤维、维生素 A、维生素 C，有利于排出各种毒素，从而减轻肝脏排毒代谢的负担。番茄中的番茄红素是很强的抗氧化剂，具有防癌、抗癌作用，还可以助消化、利尿，对于乙型肝炎患者食欲不振和急性期出现的巩膜、皮肤黄疸有良好的食疗功效。

【食用注意事项】

①番茄不能空腹食用，因为番茄中的某种化合物质能与胃酸结合形成不溶于水的块状物，很容易导致腹痛、肠胃不适等，严重者还会导致结石，对人体健康造成威胁。

②急性肠炎、菌痢者及溃疡活动期患者不宜食用。

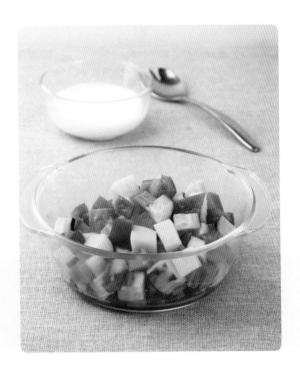

番茄酸奶沙拉

原料

番茄 440 克·去皮土豆 150 克·去皮胡萝卜 100 克·黄瓜 100 克·酸奶 50 克

调料

盐 3 克·胡椒粉 3 克

护肝作用 番茄可促进消化液分泌，具有独特的抗氧化性，能促进消化和吸收，缓解肝炎的症状。

做法

1. 洗净的番茄、土豆、黄瓜、胡萝卜切丁。

2. 热锅加水煮沸，放入番茄，煮片刻，捞出。

3. 将土豆放入沸水锅中，搅拌一会儿，盖上锅盖煮 5 分钟，揭开锅盖，将煮好的土豆捞起，晾凉待用。

4. 在盛有土豆的玻璃碗中放入胡萝卜、黄瓜、番茄拌匀。

5. 倒入酸奶、盐、胡椒粉，搅拌均匀即可。

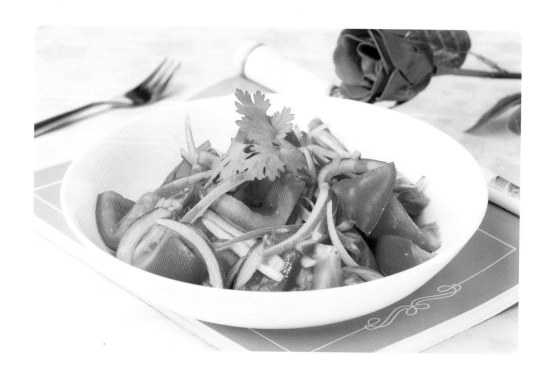

洋 葱 拌 番 茄

原料

洋葱 85 克·番茄 70 克

调料

白糖 4 克·白醋 10 毫升

做法

1. 洗净的洋葱切片，再切成丝，待用。
2. 洗好的番茄切成瓣，备用。
3. 把洋葱丝装入碗中，加入少许白糖、白醋，搅拌均匀至白糖溶化，腌渍约 20 分钟。
4. 碗中倒入番茄，搅拌匀。
5. 将拌好的食材装入盘中即可。

| 护肝作用 | 番茄能够清热解毒、生津消食，并且具有独特的抗氧化性，对肝脏疾病有辅助调节作用。 |

牛肉番茄包菜汤

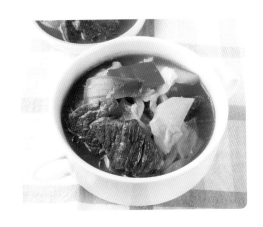

原料

牛肉 100 克·包菜 75 克·去皮白萝卜 50 克·洋葱 25 克·红彩椒 20 克

调料

盐 3 克·胡椒粉 4 克·料酒 5 毫升·食用油适量·番茄酱 50 克

做法

1. 包菜、洋葱切块；白萝卜对半切开，切片；红彩椒去籽，切小块；牛肉切片。
2. 牛肉片中加入料酒、1 克盐、2 克胡椒粉，拌匀，腌渍 10 分钟至入味。
3. 用油起锅，放入牛肉片，炒至转色；加水，倒入白萝卜片，搅匀，煮至烧开，加盖，用小火焖 20 分钟至食材熟软。
4. 揭盖，放入洋葱、红彩椒、包菜、番茄酱，搅匀，加盖，焖 10 分钟至入味。
5. 揭盖，放入 2 克盐、2 克胡椒粉，搅匀后盛出即可。

番茄柠檬蜜茶

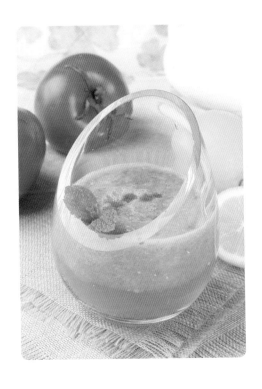

原料

番茄 150 克·柠檬 20 克·红茶 100 毫升

调料

蜂蜜 20 克

做法

1. 柠檬去皮，去核，切块；番茄去皮，切瓣，切块。
2. 开水泡红茶并过滤出茶水，待用。
3. 将番茄块和柠檬块倒入榨汁机中，加入红茶水，启动榨汁机榨出蔬果茶。
4. 将蔬果茶倒入杯中，加入蜂蜜即可。

圣女果

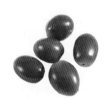

圣女果，也被称为"小番茄"，其所含有的维生素 P 能保护皮肤，维持胃液正常分泌，促进红细胞的生成，所以圣女果对肝炎有辅助治疗作用。

圣 女 果 绿 叶 沙 拉

原料

彩色圣女果 200 克·莴笋叶 80 克·薄荷叶少许·小棠菜少许·香葱碎适量

调料

盐适量·橄榄油适量

做法

1. 将彩色圣女果洗净，切成小瓣；莴笋叶、薄荷叶、小棠菜均洗净，沥干水分。

2. 把圣女果、莴笋叶、小棠菜放入碗中，撒上适量盐、橄榄油，搅拌均匀。

3. 点缀上薄荷叶，撒上香葱碎即可。

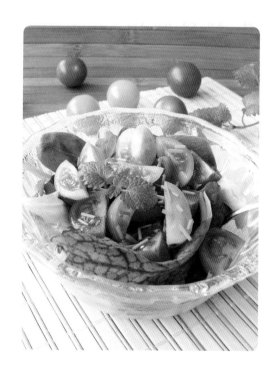

橄榄油蔬菜沙拉

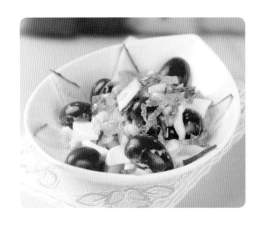

原料

鲜玉米粒 90 克·圣女果 120 克·黄瓜
100 克·熟鸡蛋 1 个·生菜 50 克·酸奶
10 克

调料

白糖 7 克·醋 8 毫升·盐少许·橄榄油
3 毫升

做法

1. 食材洗净；黄瓜切片；生菜切碎；
圣女果对半切开；将熟鸡蛋剥壳，切开，
取蛋白，切小块。

2. 鲜玉米粒入沸水锅煮至断生后捞出。

3. 取黄瓜片，围在盘子边沿做装饰。

4. 玉米粒、圣女果、黄瓜、蛋白装入
碗中，加入酸奶、白糖、醋、盐、橄榄油，
搅拌均匀，使食材入味。

5. 将食材装入盘中，撒上生菜碎即可。

油醋风味田园鲜蔬

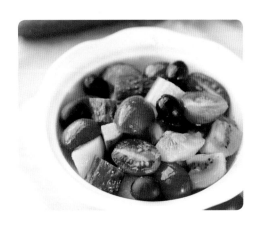

原料

黄瓜 200 克·圣女果 200 克·猕猴桃
150 克·黑橄榄 50 克

调料

盐 3 克·黑胡椒粉 5 克·橄榄油 20 毫升·苹
果醋 20 毫升

做法

1. 猕猴桃去皮洗净，与洗好的黄瓜均
切成小块。

2. 洗净的圣女果对半切开，备用。

3. 取一小碗，倒入苹果醋，加入盐、

黑胡椒粉、橄榄油，拌匀，调成味汁。

4. 另取一大碗，倒入切好的蔬果，放
入洗净的黑橄榄，淋上味汁，拌匀即可。

西蓝花

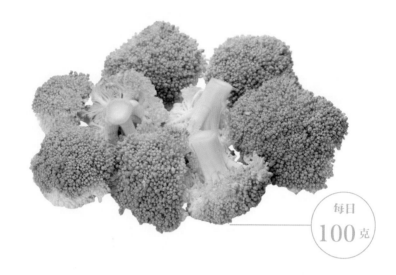

每日
100克

主要营养成分

维生素 C、胡萝卜素、膳食纤维、钾、磷等

性味归经

性平，味甘。归脾、肾、胃经。

【对肝脏的好处】

西蓝花含有萝卜硫素，可以刺激身体产生抗癌蛋白酶；西蓝花可抗坏血酸，能增强肝脏的解毒功能，提高机体免疫力；西蓝花被誉为"防癌新秀"，能有效对抗乳腺癌、大肠癌和肝癌，对肝脏有很好的保护作用。

【食用注意事项】

①西蓝花焯水后凉拌或者快炒食用比较好，焯水后，应放入凉开水内过凉，捞出沥干水再用；烧煮和加盐时间也不宜过长，以免丧失和破坏其中的抗癌营养成分。

②西蓝花不能过度烹饪，否则会让蔬菜带有强烈的硫黄味且损失营养，最好通过蒸或微波炉来加热；将不同蔬菜混在一起食用，有利于其中的营养元素的吸收。

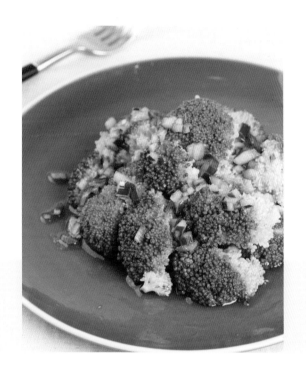

凉拌西蓝花

原料

西蓝花 150 克・洋葱碎 25 克

调料

生抽 15 毫升・陈醋 8 毫升・芝麻油 5 毫升・盐少许

护肝作用　西蓝花可为机体提供丰富的维生素和矿物质，促进新陈代谢，提高免疫力，适合肝炎患者食用。

做法

1. 西蓝花洗净，切小瓣。

2. 锅中倒入适量清水烧开，加入少许盐，倒入西蓝花焯煮，过凉，用滤勺盛出。

3. 将生抽、陈醋、芝麻油、洋葱碎倒入小碗中拌匀，制成味汁。

4. 将西蓝花盛入盘中，浇上调好的味汁即可。

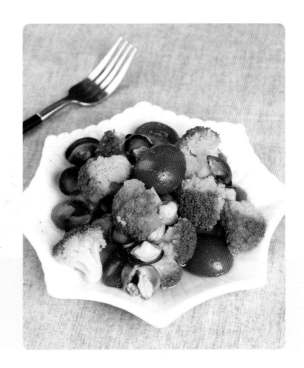

西 蓝花拌蚬仔

原料

蚬 250 克·西蓝花 100 克·圣女果 100 克

调料

白酒 10 毫升·橄榄油 10 毫升·葡萄酒醋 10 毫升·盐少许·胡椒粉少许

护肝作用 本品含丰富的维生素和矿物质，能满足肝炎患者的营养需求，促进新陈代谢，适合肝炎患者食用。

做法

1. 锅置火上，放入洗净的蚬，洒上白酒，盖上锅盖焖煮，待蚬壳张开，捞出沥干，汤汁保留备用。

2. 西蓝花洗净，切小朵，放入沸水中余熟。

3. 圣女果洗净，较大的对半切开，与煮熟的蚬、西蓝花一同盛盘。

4. 在煮蚬余下的汤汁中加入橄榄油、葡萄酒醋、盐、胡椒粉，拌匀，调成味汁。

5. 将调好的味汁浇在盘中食材上，搅拌均匀即可。

西蓝花炒墨鱼

原料

墨鱼 100 克·西蓝花 150 克

调料

食用油 10 毫升·料酒 10 毫升·白醋 5 毫升·盐少许

护肝作用 | 本品富含蛋白质和维生素，能为肝炎患者提供充足的营养物质，促进肝细胞的修复和肝脏功能的恢复。

做法

1. 处理好的墨鱼打上十字花刀，切成块；西蓝花洗净，切小朵，下沸水中余熟，捞出沥水。

2. 将料酒、白醋、盐拌匀，调成味汁。

3. 平底锅中倒入食用油烧热，放入墨鱼快速翻炒，待变色后放入西蓝花。

4. 加入调好的味汁一起拌炒，炒匀后即可出锅。

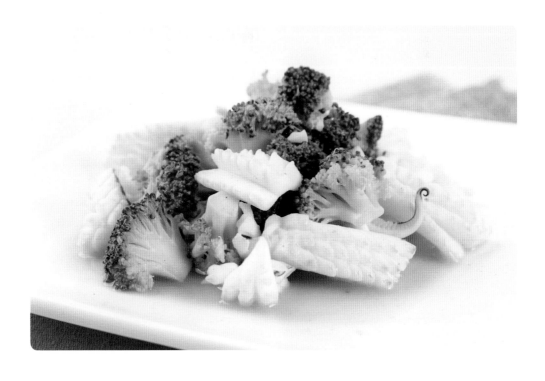

花椰菜

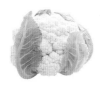

花椰菜同西蓝花一样，维生素C含量极高，能促进肝脏解毒，增强抗病能力，提高人体免疫力，促进肝细胞的自我修复和再生能力，对肝炎的恢复十分有益。

花 椰菜炒番茄

原料

花椰菜 250 克·番茄 200 克·香菜 10 克

调料

鸡精适量·盐适量·食用油适量

做法

1. 花椰菜去除根部，切小朵，用清水洗净后焯水，沥干；香菜洗净切小段。

2. 番茄洗净，切小丁。

3. 起油锅，将花椰菜和番茄丁放入锅中，待熟后再加入盐、鸡精翻炒均匀，盛盘，撒上香菜段即可。

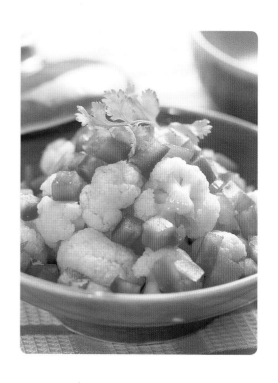

农家烧花椰菜

原料

培根 150 克·花椰菜 180 克·朝天椒 20 克·蒜末少许·姜片少许·葱段少许

调料

盐 2 克·鸡精 2 克·蚝油 5 克·生抽 5 毫升·水淀粉适量·食用油适量

护肝作用 花椰菜的维生素 C 含量极高，能促进肝脏解毒，增强抗病能力，还可促进肝脏细胞的自我修复和再生能力。

做法

1. 洗净的花椰菜切成小朵；备好的培根切成小块；洗净的朝天椒切成小段。

2. 锅中加水大火烧开，倒入花椰菜，搅拌匀，焯煮至断生，捞出待用。

3. 热锅倒入油烧热，倒入培根，炒香，再倒入朝天椒、姜片、葱段，翻炒匀。

4. 放入蒜末，快速翻炒出香味，倒入花椰菜，翻炒均匀。

5. 加入生抽、蚝油，翻炒提鲜，倒入适量清水，稍稍翻炒。

6. 加入盐、鸡精，翻炒调味，倒入少许水淀粉，翻炒收汁，盛出装盘即可。

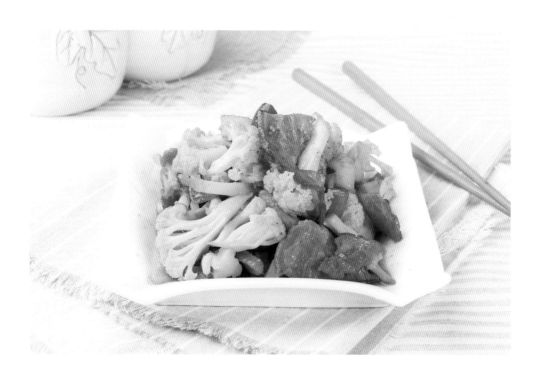

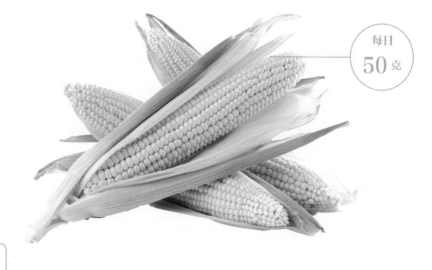

五谷

玉米

每日 **50** 克

主要营养成分 亚油酸、蛋白质、矿物质、维生素、叶黄素

性味归经 性平，味甘、淡。归脾、胃经。

【对肝脏的好处】

玉米中含有一种称为"谷胱甘肽"的抗癌成分和硒元素，在硒的参与下生成谷胱甘肽氧化酶，可催化自由基的还原，使化学致癌物质失去致癌活性，对肝炎及癌症都有好处。玉米中的镁是保护人体免受癌肿侵袭的重要物质。多喝玉米熬煮的粥或米浆可以补气补肝。

【食用注意事项】

①变质玉米可致癌，玉米容易被黄曲霉菌污染，而黄曲霉菌会产生强致癌物——黄曲霉毒素，所以玉米应保存在干燥、通风处，霉烂、变质的玉米不可食用。

② 吃玉米时应注意嚼烂，以助消化。腹泻、胃脘胀满、胃肠功能不良者一次不可多吃。

玉米豌豆沙拉

原料

玉米50克·圣女果50克·豌豆50克·罗勒叶少许

调料

橄榄油10毫升·盐适量·白糖适量·醋适量

> 护肝作用
>
> 本品有和中益气、利小便、解疮毒及消肿的功效,适合有乏力、厌食、尿黄、黄疸、肝区痛等症状的肝炎患者食用。

做法

1. 玉米洗净,蒸至熟,去芯,切成小块。
2. 豌豆洗净,煮熟;圣女果从中间切开。
3. 取一小碟,加入橄榄油、盐、白糖和醋,拌匀,调成酱汁。
4. 将玉米、豌豆、圣女果倒入碗中,将调好的酱汁淋在食材上,撒上罗勒叶装饰即可。

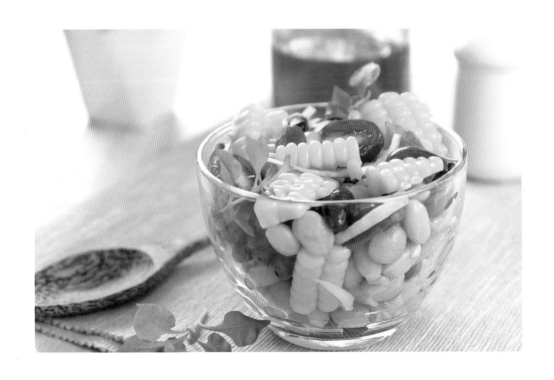

腰果炒玉米粒

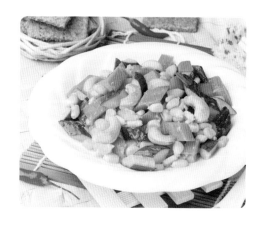

原料

黄瓜 100 克·胡萝卜 100 克·玉米粒
100 克·腰果 30 克·姜末少许·蒜末少
许·葱段少许

调料

盐 3 克·鸡精 2 克·料酒 5 毫升·水淀
粉少许·食用油适量

做法

1. 洗好的黄瓜、胡萝卜切成丁，备用。
2. 热锅放油，烧至三四成热，放入腰果，
炸至微黄色，捞出备用。
3. 锅中加水烧开，放入少许盐，倒入

胡萝卜丁、黄瓜丁、玉米粒，拌匀，煮
约 1 分钟至其断生，捞出待用。
4. 姜末、蒜末、葱段入油锅爆香，倒
入胡萝卜、黄瓜、玉米粒、腰果，炒匀。
5. 加入盐、鸡精，淋入料酒，炒匀，
用水淀粉勾芡，关火后盛入盘中即可。

排骨玉米莲藕汤

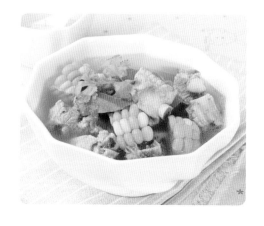

原料

排骨块 300 克·玉米 100 克·莲藕 110
克·胡萝卜 90 克·香菜少许·姜片少
许·葱段少许

调料

盐 2 克·鸡精 2 克·胡椒粉 2 克

做法

1. 将处理好的玉米、洗净去皮的莲藕
切成小块；洗净去皮的胡萝卜切滚刀块。
2. 锅中加水烧开，倒入洗净的排骨块，
搅拌匀，焯煮去除血水，捞出待用。
3. 砂锅中加水烧热，倒入排骨块、莲藕、

玉米、胡萝卜，再加入葱段、姜片，拌
匀煮至沸，盖上锅盖，转小火煮 2 个小
时至食材熟透。
4. 掀开锅盖，加入盐、鸡精、胡椒粉，
搅拌调味，盛出，放上香菜即可。

豌豆玉米炒饭

原料

红彩椒 30 克·玉米粒 70 克·豌豆 80 克·米饭 200 克

调料

盐 2 克·鸡精 2 克·食用油适量

豌豆含有蛋白质、叶酸、膳食纤维、胡萝卜素等营养成分，可增强机体的抗病能力，促进肝脏功能的恢复。

做法

1. 洗净的红彩椒切丁。
2. 沸水锅中倒入洗净的玉米粒、豌豆，焯煮一会儿至断生，捞出待用。
3. 用油起锅，倒入焯好的玉米粒和豌豆，加入米饭，压平搅散。
4. 倒入红彩椒丁，炒约 1 分钟至食材熟软。
5. 加入盐、鸡精，炒约 1 分钟至入味，关火后盛出炒饭，装盘即可。

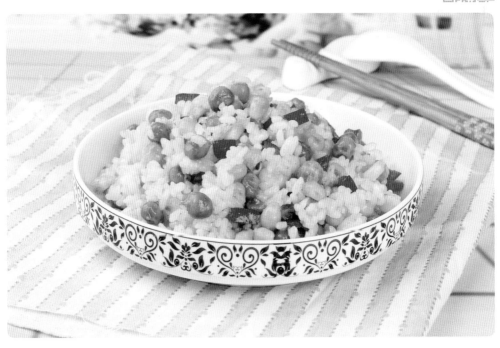

燕麦

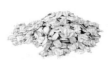

可替换原因

燕麦同玉米一样，含有蛋白质、多种维生素、膳食纤维、矿物质等，肝炎患者适当食用后不仅可为机体提供营养、能量，还可保证机体内蛋白质及维生素的含量充足，起到疏肝理气的作用。

牛 奶 燕 麦 粥

原料

燕麦片 50 克·牛奶 250 毫升

调料

白糖适量

做法

1. 将牛奶倒入杯中。
2. 放入燕麦片，边倒边搅拌。
3. 用保鲜膜将杯口封住，待用。
4. 电蒸锅加水烧开，放入食材。
5. 盖上盖，蒸 5 分钟。
6. 揭盖，将食材取出。
7. 揭开保鲜膜，加入白糖，拌匀即可。

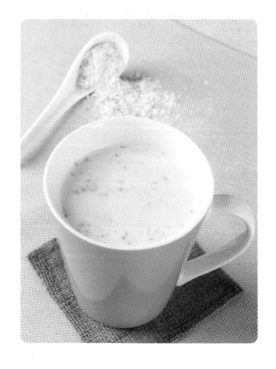

燕麦花豆粥

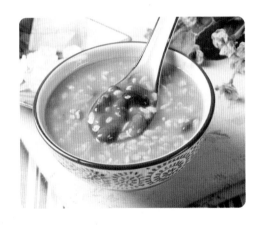

原料

水发花豆 180 克·燕麦 140 克

调料

冰糖 30 克

做法

1. 砂锅中倒入适量清水，大火烧热。
2. 倒入泡发好的花豆、燕麦，搅拌匀。
3. 盖上锅盖，煮开后转小火煮 1 小时至熟软。
4. 掀开锅盖，倒入适量冰糖，搅拌片刻。
5. 盖上锅盖，续煮 5 分钟至入味。
6. 掀开锅盖，持续搅拌片刻。
7. 关火，将煮好的粥盛入碗中即可。

黑米燕麦炒饭

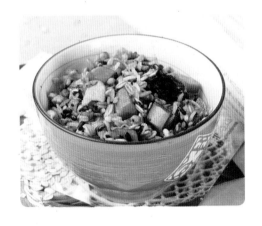

原料

火腿肠 50 克·蛋液 60 克·紫菜 10 克·熟薏米 75 克·熟黑米 70 克·米饭 80 克·熟燕麦 60 克

调料

生抽 5 毫升·盐 2 克·鸡精 2 克·食用油适量

做法

1. 火腿肠切成粗条，再切成丁。
2. 热锅放油烧热，倒入蛋液，翻炒松散。
3. 加入火腿肠丁、熟薏米、熟黑米、米饭、熟燕麦，翻炒松散。
4. 淋入生抽，翻炒上色，加入盐、鸡精，翻炒至入味。
5. 倒入紫菜，快速翻炒松散。
6. 关火后将炒好的饭盛入碗中即可。

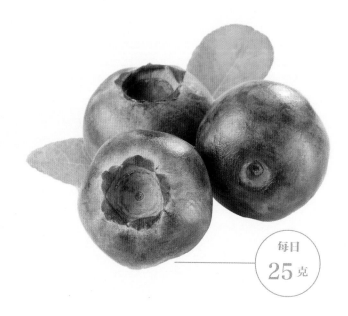

（水果）

蓝莓

每日
25 克

主要营养成分 | 性味归经

性味归经：性凉，味甘、酸。归心、大肠经。

主要营养成分：果糖、蛋白质、氨基酸、膳食纤维、维生素

【对肝脏的好处】

蓝莓含有果糖、纤维素和维生素等多种营养物质，病毒性肝炎患者适当食用，可以减轻肝细胞纤维化的症状，还能增强免疫力，有利于病情的恢复。

【食用注意事项】

①蓝莓有轻泻作用，腹泻时勿食。

②新鲜的蓝莓含有丰富的花青素，有很强的抗氧化能力，食用过多会适得其反，所以应适量食用。

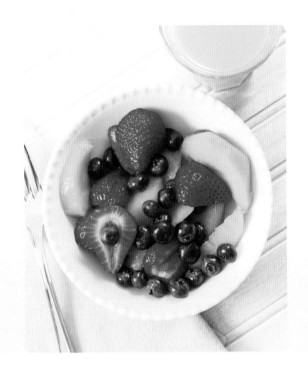

杧果草莓沙拉

原料

草莓100克·蓝莓20克·杧果50克·酸奶10克

调料

柠檬汁适量

做法

1. 草莓用清水洗净，对半切开，沥干水分。

2. 蓝莓用清水洗净。

3. 杧果用清水洗净，去皮，去核，切成块。

4. 取洗净的碗，装入以上所有食材。

5. 淋入柠檬汁，拌入酸奶即可。

护肝作用

本品营养丰富，具有清肠胃、降低胆固醇的作用，可在一定程度上分担肝脏负担，促进肝细胞的修复和再生。

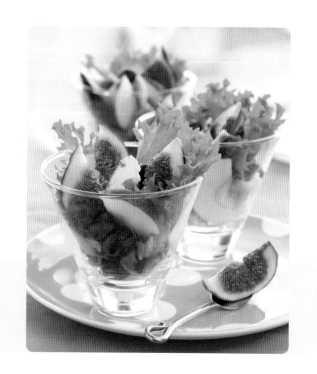

无花果蓝莓沙拉

原料

无花果80克·苹果60克·蓝莓50克·奶酪20克·核桃仁10克·生菜10克

调料

沙拉酱少许

护肝作用 无花果中含有苹果酸、柠檬酸、脂肪酶等，能够帮助人体消化食物，减轻肝炎患者食欲不佳的症状。

做法

1. 无花果洗净，切块。
2. 生菜洗净，垫入杯中。
3. 蓝莓洗净。
4. 苹果洗净，切块。
5. 将蓝莓、无花果、核桃仁、苹果、奶酪拌匀，装入杯中。
6. 食用时，淋上沙拉酱即可。

杧果蓝莓橙汁

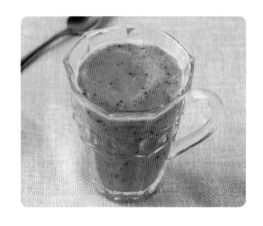

原料

杧果 40 克·蓝莓 70 克

调料

橙汁 100 毫升·蜂蜜适量

做法

1. 杧果洗净，取出果肉，切成小块，待用。
2. 备好榨汁机，倒入处理好的杧果块和蓝莓。
3. 再倒入备好的橙汁。
4. 盖上盖，榨取果汁。

5. 打开盖，将榨好的果汁倒入杯中，加入适量蜂蜜即可。

蓝莓奶昔

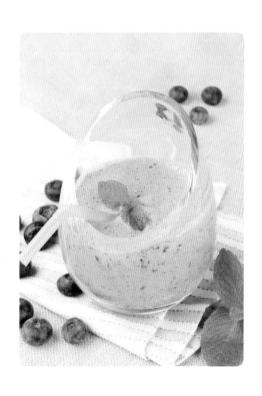

原料

蓝莓 60 克·鲜奶 50 毫升·酸奶 50 克·柠檬 20 克·桑葚 50 克

做法

1. 备好榨汁机，倒入洗净的蓝莓、桑葚。
2. 再挤入柠檬汁，倒入鲜奶、酸奶。
3. 盖上盖，旋钮调至 1 档，制取奶昔。
4. 将做好的奶昔倒入杯中即可。

黑加仑葡萄

🍎 可替换原因

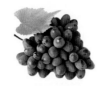

黑加仑葡萄与蓝莓所含营养成分较为相似，其含有丰富的维生素 C，可补充肝炎患者本身易缺乏的元素，以增加营养、提高免疫力、保护肝脏。

甜 橘沙拉

原料

橘子 50 克·樱桃萝卜 30 克·黄瓜 20 克·番茄 10 克·黑加仑葡萄 10 克·荷兰芹少许

调料

橄榄油 5 毫升·盐适量·白糖适量·醋适量

做法

1. 橘子、樱桃萝卜、黄瓜、番茄均洗净，切薄片；黑加仑葡萄洗净。

2. 取一盘，放入以上所有食材。

3. 取一小碟，加入橄榄油、盐、白糖和醋，拌匀，调成汁料。

4. 将汁料淋入食材后拌匀，装饰上荷兰芹即可。

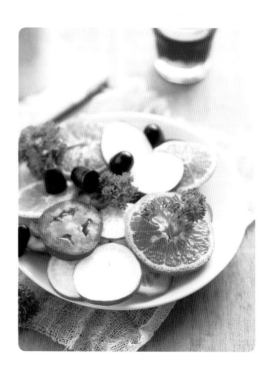

黑加仑牛奶汁

原料

黑加仑葡萄 50 克·牛奶适量

做法

1. 黑加仑葡萄洗净，放入榨汁机中。

2. 将牛奶倒入榨汁机中，和黑加仑葡萄一起榨汁即可。

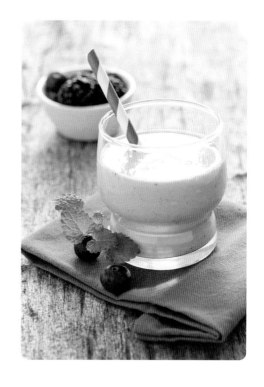

黑加仑红枣饮

原料

黑加仑葡萄 100 克·红枣 30 克

做法

1. 将洗净的黑加仑葡萄对半切开。

2. 砂锅中加水烧开，倒入洗净的红枣，放入黑加仑葡萄。

3. 盖上盖，煮沸后用小火煮约 15 分钟，至食材熟软。

4. 取下盖子，搅拌几下，再用大火续煮一会儿，至食材熟透。

5. 关火后盛出煮好的甜汤即可。

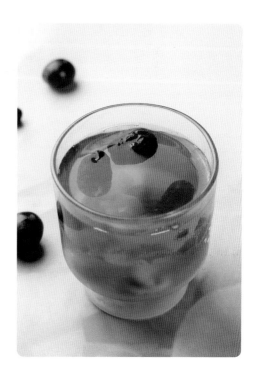

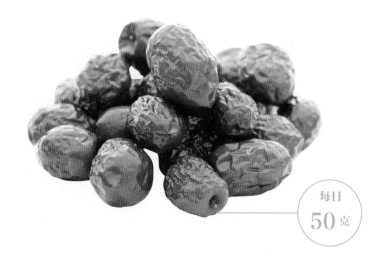

干果

红枣

每日
50克

性味归经

性温，味甘。归脾、胃经。

主要营养成分

氨基酸、有机酸、维生素 C、铁

【对肝脏的好处】

红枣具有益气补血、健脾和胃、祛风等功效。红枣含多种氨基酸、多种维生素等，具有减轻毒性物质对肝脏损害的功效，有保护肝脏、增强免疫力的作用，对急性肝炎、慢性肝炎、肝硬化、贫血、过敏性紫癜等症有较好的食疗作用。

【食用注意事项】

①红枣虽好，但吃多了会引发胀气，生鲜红枣进食过多易产生腹泻并伤脾胃，应注意控制食量。红枣皮含有丰富的营养素，炖汤时应连皮一起炖。

②湿热内盛、小儿疳积和患寄生虫病儿，痰湿偏盛及腹部胀满、舌苔厚腻、糖尿病患者忌食。

芝 麻糯米枣

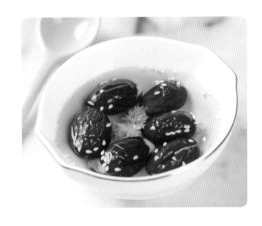

原料

红枣30克·糯米粉85克·熟白芝麻少许

调料

冰糖25克

做法

1. 将洗净的红枣切开，去核，待用。

2. 糯米粉中倒入适量清水，调成面团。

3. 取部分面团，搓成长条，再分成数段，压扁，制成面片，放入切好的红枣中，制成糯米枣生坯，待用。

4. 锅中加水烧开，放入冰糖，边煮边搅拌。

5. 倒入糯米枣生坯，拌匀，用中火煮约3分钟，至食材熟透。

6. 关火后盛入碗中，撒上熟白芝麻。

薏 米枸杞红枣茶

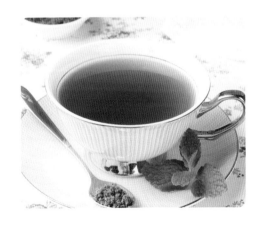

原料

水发薏米100克·枸杞25克·红枣35克

调料

红糖30克

做法

1. 蒸汽萃取壶接通电源，安好内胆。

2. 倒入备好的薏米、红枣、枸杞，加清水至水位线。

3. 扣紧壶盖，按下"开关"键，选择"养生茶"图标，机器进入工作状态。

4. 待机器自行运作35分钟，指示灯跳至"保温"状态；断电后取出内胆，将药茶倒入杯中。

5. 饮用前放入适量红糖即可。

枸杞

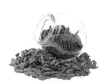

🍎 **可替换原因**

枸杞同红枣一样具有补气养血的作用，其含有胡萝卜素、维生素 B_1、维生素 B_2、维生素 C 和钙、磷、铁等，营养丰富。枸杞中还含有甜菜碱，有抑制脂肪在肝细胞内沉积、促进肝细胞再生的作用。

开 水枸杞大白菜

原料

大白菜 200 克·姜片 4 片·枸杞 3 克·葱花 3 克

调料

盐 2 克·料酒 3 毫升

做法

1. 洗净的大白菜切去根部，切段。
2. 取电饭锅，倒入大白菜段，倒入适量开水，加入姜片、盐、料酒，搅拌均匀。
3. 盖上盖，按"功能"键，选择"蒸煮"功能，时间为 15 分钟，开始蒸煮。
4. 按"取消"键断电，开盖，放入枸杞、葱花，拌匀。
5. 盛出煮好的汤，装入碗中即可。

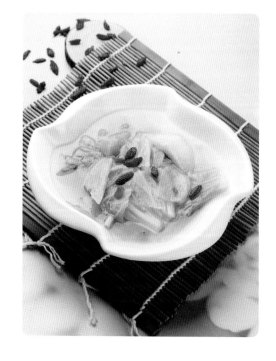

红枣枸杞蒸猪肝

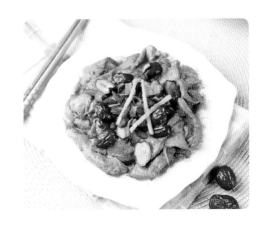

原料

猪肝 200 克·红枣 40 克·枸杞 10 克·葱花 3 克·姜丝 5 克

调料

盐 2 克·鸡精 3 克·生抽 8 毫升·料酒 5 毫升·干淀粉 15 克·食用油适量

做法

1. 将洗净的红枣切开，去核；洗好的猪肝切片。

2. 把猪肝倒入碗中，加入料酒、生抽、盐、鸡精，撒上姜丝，倒入干淀粉，倒入食用油，拌匀，腌渍约 10 分钟。

3. 取一蒸盘，放入腌渍好的猪肝，放上切好的红枣，撒上洗净的枸杞，摆好造型。

4. 将蒸盘放入烧开的蒸锅中，蒸约 5 分钟，至食材熟透；取出蒸盘，趁热撒上葱花即可。

冬瓜瘦肉枸杞粥

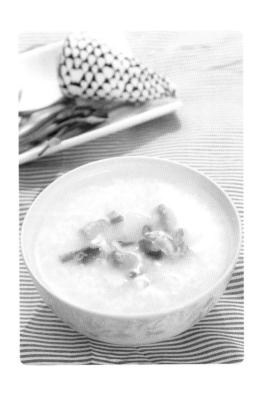

原料

冬瓜 120 克·大米 60 克·猪肉 100 克·枸杞 15 克·葱花少许

调料

盐 3 克·鸡精 2 克·芝麻油 5 毫升

做法

1. 冬瓜去皮洗净，切小块；猪肉洗净，切片，用盐略腌；大米淘净，泡半小时。

2. 锅中加水，放入大米，烧开后加入猪肉片、冬瓜块和枸杞，煮至大米软烂。

3. 加入盐、鸡精、芝麻油，搅匀，撒上葱花即可。

菌藻

黑木耳

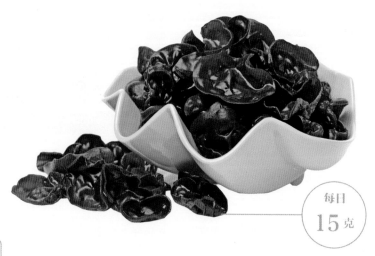

每日
15克

性味归经

性平，味甘。归胃、大肠经。

主要营养成分

膳食纤维、钙、铁、维生素 B_1、维生素 B_2

【对肝脏的好处】

黑木耳能够帮助肠胃消化纤维类的物质，从而缓解肝脏的压力。黑木耳含有抗肿瘤的活性物质，能增强机体免疫力，肝炎患者经常食用还可起到预防肝癌和补血养血的功效。黑木耳中的胶质可以把残留在人体消化系统内的灰尘和杂质吸附集中起来排出体外，从而帮助肝脏排毒。

【食用注意事项】

黑木耳有活血抗凝和滑肠的作用，有出血性疾病者、孕妇、慢性肠炎患者不宜多食。

黑木耳拌花生

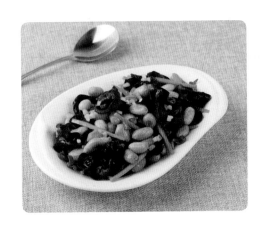

原料

水发黑木耳150克·去皮胡萝卜80克·花生米100克·红彩椒10克·葱花6克

调料

生抽3毫升·醋5毫升

做法

1. 洗净的胡萝卜、红彩椒切丝。
2. 锅中加水烧开，倒入胡萝卜丝、洗净的黑木耳，拌匀，焯煮至断生，捞出。
3. 将焯煮好的食材放入凉水中待用。
4. 捞出凉水中的胡萝卜和黑木耳，装入碗中，加入花生米。
5. 放入彩椒丝，加入生抽、醋，拌匀。
6. 将拌好的凉菜装入盘中，撒上葱花点缀即可。

蒜泥黑木耳

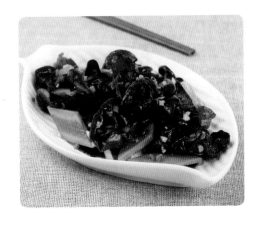

原料

水发黑木耳60克·胡萝卜80克·蒜泥少许·葱花少许

调料

盐适量·白糖适量·生抽适量·芝麻油适量·食用油适量

做法

1. 洗净去皮的胡萝卜用斜刀切段，改切成片；洗好的黑木耳切成小块，备用。
2. 锅中加水烧开，放入适量盐、食用油，倒入黑木耳，搅散，煮至沸。
3. 加入胡萝卜片，拌匀，煮至食材熟透。
4. 捞出黑木耳和胡萝卜，沥干水待用。
5. 将黑木耳和胡萝卜装入碗中，放入适量盐、白糖，倒入蒜泥，撒上葱花，淋入适量生抽、芝麻油，搅拌至入味即可。

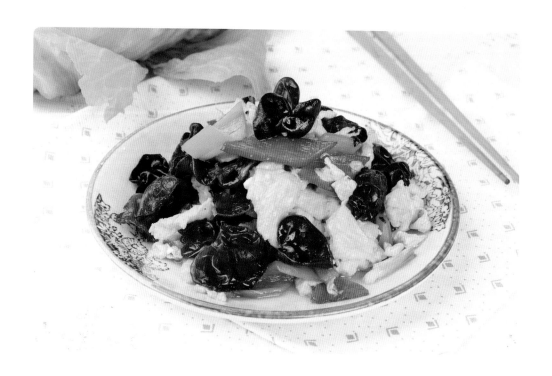

彩 椒木耳炒蛋

原料

鸡蛋 2 个·水发黑木耳 100 克·红彩椒
40 克·绿彩椒 40 克·葱段少许·蒜片
少许

调料

盐 1 克·鸡精 1 克·食用油适量

护肝作用 黑木耳所含胶质可把残留在人体内的
有害物质排出体外，从而帮助肝脏排
毒，减轻肝脏压力。

做法

1. 洗净去籽的红彩椒、绿彩椒，切块。

2. 用油起锅，鸡蛋打成蛋液，倒入锅中，
翻炒半分钟至蛋液凝固，装盘待用。

3. 洗净的锅中放油烧热，放入蒜片和
葱段，爆香。

4. 倒入泡好的黑木耳，翻炒数下，加
入切好的绿彩椒、红彩椒，翻炒片刻至
断生。

5. 倒入炒好的鸡蛋，炒匀，倒入少许
清水至没过锅底，搅匀，稍煮片刻。

6. 加入盐、鸡精，炒匀调味，关火后
盛出菜肴，装盘即可。

香 菇木耳焖饭

原料

水发大米 180 克·水发黑木耳 90 克·水发香菇 2 朵·去皮胡萝卜 30 克·葱段少许·蒜末少许·薄荷叶适量

调料

盐 1 克·鸡精 1 克·生抽 1 克·水淀粉 5 毫升·食用油适量

护肝作用 | 香菇含有多种酶和氨基酸，可以提高机体新陈代谢的能力，帮助患者排出体内毒素，减轻肝脏压力。

做法

1. 泡好的香菇去蒂，切小块；泡好的木耳切小块；胡萝卜切片。

2. 用油起锅，倒入葱段、蒜末，爆香，倒入香菇、黑木耳，翻炒数下，倒入胡萝卜片，翻炒均匀，加入生抽，炒匀。

3. 倒入 100 毫升清水，搅匀；加盐、鸡精调味，用水淀粉勾芡，关火后盛出。

4. 砂锅置火上，加水烧热，倒入泡好的大米，加盖，用大火煮开后转小火焖 20 分钟至大米微软。

5. 揭盖，倒入炒好的食材，加盖，续焖 5 分钟至水分收干。

6. 揭盖，关火后盛出，点缀上薄荷叶即可。

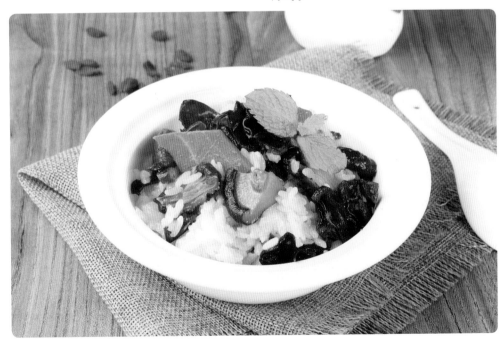

银耳

可替换食材

🍎 可替换原因

银耳同黑木耳一样，营养丰富。银耳不仅能改善人的肝肾功能，还能促进肝脏蛋白质的合成，增强人体的免疫力。肝炎患者可以常食银耳，能起滋补肝阴之效。

凉拌银耳

原料

水发银耳 130 克·香菜 30 克

调料

生抽 4 毫升·鸡精 2 克·芝麻油 3 毫升

做法

1. 泡发好的银耳切去根部，撕成小朵。

2. 锅中倒入适量的清水，大火烧开，倒入银耳，搅拌匀，煮至沸腾。

3. 盖上锅盖，大火煮 5 分钟至断生。

4. 掀开锅盖，将银耳捞出，沥干水分，待用。

5. 将银耳装入碗中，放入生抽、鸡精、芝麻油，拌匀。

6. 倒入香菜，搅拌片刻。

7. 将拌好的银耳装入盘中，即可食用。

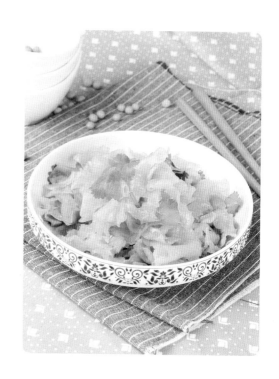

木瓜银耳汤

原料

木瓜 200 克·枸杞 30 克·水发莲子 65 克·水发银耳 95 克

调料

冰糖 40 克

护肝作用 木瓜含有胡萝卜素和丰富的维生素 C，它们有很强的抗氧化功能，能帮助修复肝细胞，消除有毒物质。

做法

1. 洗净的木瓜去皮，去籽，切块，待用。
2. 砂锅加水烧开，倒入切好的木瓜，放入洗净泡好的银耳、莲子，搅匀。
3. 加盖，用大火煮开后转小火续煮 30 分钟至食材变软。
4. 揭盖，倒入枸杞，放入冰糖，搅拌匀，加盖，续煮 10 分钟至食材熟软入味。
5. 关火后盛出煮好的甜汤，装碗即可。

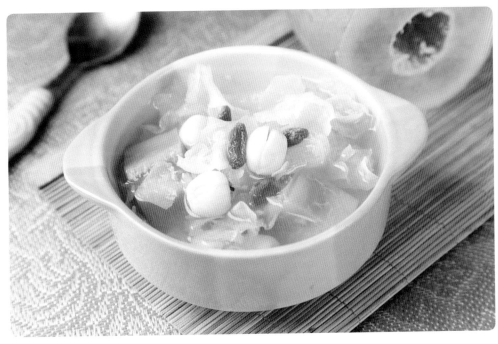

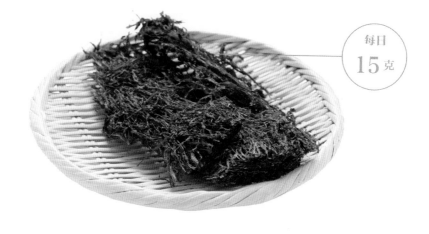

菌藻

紫菜

每日
15克

主要营养成分

碘、钙、铁、锌、甘露醇、多糖

性味归经

性寒，味甘、咸。归肺、脾、膀胱经。

【对肝脏的好处】

紫菜含有丰富的微量元素，素有"微量元素的宝库"之称，其中的甘露醇是一种很强的利尿剂，有消水肿的作用，利于保护肝脏。紫菜所含的多糖具有明显增强细胞免疫和体液免疫功能的功效，可促进淋巴细胞转化，提高机体的免疫力，增强抗病能力。

【食用注意事项】

①若紫菜在用凉水浸泡后呈蓝紫色，说明在干燥、包装前已被有毒物质污染，这种紫菜对人体有害，不能食用。

②身体虚弱的人食用时最好加些肉类来降低寒性。每次不能食用太多，以免引起腹胀、腹痛。

③紫菜性寒，故脾胃虚寒、腹痛便溏之人忌食。

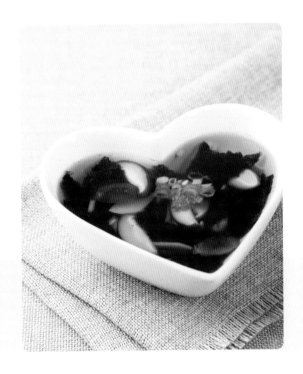

紫菜香菇汤

原料

水发紫菜 180 克·香菇 60 克·姜片少许·葱花少许

调料

盐 2 克·胡椒粉适量·食用油适量

护肝作用

肝炎患者经常食用香菇，能够提高机体免疫力、补气养身、降低谷丙转氨酶，可防止病情进一步恶化。

做法

1. 将洗净的香菇切去根部，再切成厚片；把切好的香菇装入盘中。

2. 锅中倒入适量清水烧开，加入适量盐、胡椒粉，再倒入少许食用油，放入切好的香菇，放入洗好的紫菜，用大火加热，煮沸。

3. 放入少许姜片，用勺拌匀。

4. 将煮好的汤盛出，装入盘中，撒上少许葱花即成。

白萝卜紫菜汤

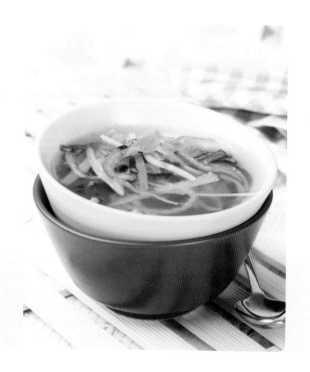

原料

白萝卜 200 克·水发紫菜 50 克·陈皮
10 克·姜片少许

调料

盐 2 克·鸡精 2 克

护肝作用 | 白萝卜性凉，味辛、甘。归肺、胃经，
具有促进消化、增强食欲、清热解毒
等功效，可以辅助治疗肝炎。

做法

1. 洗净去皮的白萝卜切成片，再切成
丝；洗净泡软的陈皮切成丝。

2. 锅中倒入适量的清水，大火烧热，
放入姜片、陈皮，搅匀，煮至沸腾。

3. 倒入白萝卜丝，搅拌片刻，倒入备
好的紫菜，搅拌均匀，盖上锅盖，煮约
2 分钟至熟。

4. 掀开锅盖，加入盐、鸡精，搅拌片刻，
使其入味。

5. 关火后将煮好的汤盛入碗中即可。

紫 菜 卷

原料

瘦肉 300 克·蟹柳 80 克·紫菜片数张

调料

食粉 3 克·盐 3 克·白糖 3 克·鸡精 3 克·生抽 3 毫升·生粉 4 克·芝麻油 10 克·食用碱水 2 毫升

猪瘦肉有滋阴润燥、补虚强身的作用，可以减轻肝炎患者发热和乏力的症状。本品能起到滋补肝阴的功效。

做法

1. 瘦肉剁碎，装入碗中，放盐，拌匀，加少许食用碱水，拌匀，腌渍 1 小时。

2. 瘦肉碎装于碗中，加食粉，拌匀，加少许清水，拌匀，搅至起胶。

3. 放盐、白糖、鸡精、生抽、生粉、芝麻油，拌匀，制成馅料。

4. 取紫菜片铺平，放上适量馅料，放上蟹柳，再加适量馅料，卷起，包裹好，制成紫菜卷生坯。

5. 把生坯装入盘中，放入烧开的蒸锅，大火蒸 10 分钟后取出，切成段即可。

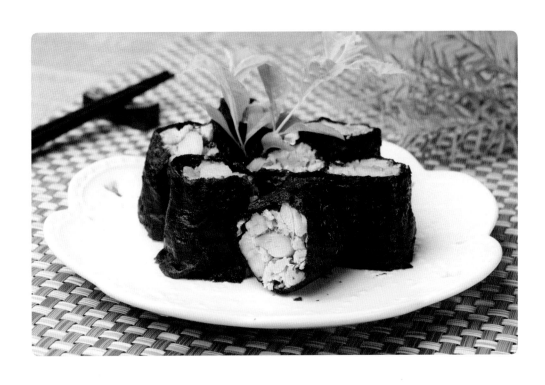

可替换食材

海带

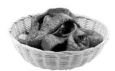

可替换原因

海带与紫菜同属于海藻类，其含碘量很高，还含有褐藻酸钠盐、淀粉、甘露醇等营养物质，能被人体直接吸收，对活血散结、保肝护肝具有一定的作用。

蒜 泥海带丝

原料

水发海带丝 240 克·胡萝卜 45 克·熟白芝麻少许·蒜末少许

调料

盐 2 克·生抽 4 毫升·陈醋 6 毫升·蚝油 12 克

做法

1. 将洗净去皮的胡萝卜切细丝。

2. 锅中加水烧开，放入洗净的海带丝，搅散，用大火煮约 2 分钟，至食材断生后捞出，待用。

3. 取一个大碗，放入焯好的海带丝，撒上胡萝卜丝、蒜末。

4. 加入少许盐、生抽，放入适量蚝油，淋上少许陈醋，搅拌均匀，至食材入味。

5. 另取一个盘子，盛入拌好的菜肴，撒上熟白芝麻即成。

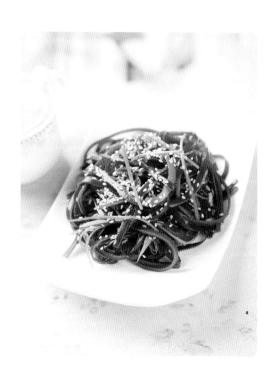

绿豆冬瓜海带汤

原料

冬瓜 350 克·水发海带 150 克·水发绿豆 180 克·姜片少许

调料

盐 2 克

冬瓜营养全面，几乎含有人体需要的大部分维生素与矿物质，可补充肝炎患者的营养需求。

做法

1. 洗净的冬瓜切块；泡好的海带切块。
2. 砂锅加水烧开，倒入切好的冬瓜，放入切好的海带，加入泡好的绿豆，倒入姜片，拌匀。
3. 加盖，用大火煮开后转小火续煮 2 小时至熟软。
4. 揭盖，加入盐，拌匀调味。
5. 关火后盛出煮好的汤，装碗即可。

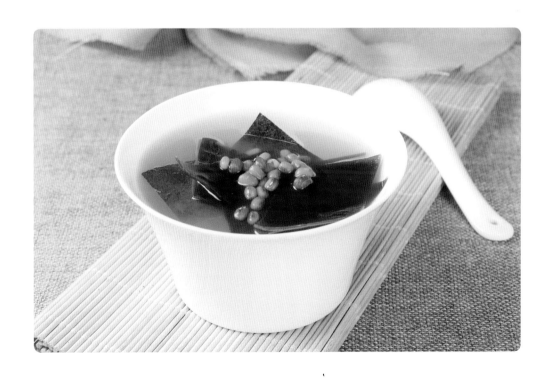

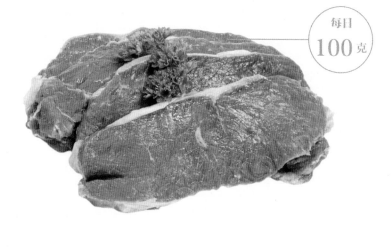

每日
100克

肉类

牛肉

性味归经

性平，味甘。归脾、胃经。

主要营养成分

蛋白质、脂肪、B族维生素、钙、磷、铁

【对肝脏的好处】

牛肉含蛋白质、脂肪、维生素 B_1、维生素 B_2、钙、磷、铁等，还含有多种特殊的成分，如肌醇、黄嘌呤、牛磺酸、氨基酸等，其蛋白质可保护肝细胞，促进肝细胞的修复与再生，并补充机体所缺微量元素。

【食用注意事项】

①烹饪牛肉时不易熟烂，可以在烹饪前用木棒锤几下或者在烹饪的时候放入几颗山楂。烹调可口美味的牛肉，主要秘诀在于对不同部位的牛肉选择适宜的烹饪方式，肉质较嫩的牛肉应该烧、烤、煎、炒，肉质较坚韧的牛肉部位则适宜炖、蒸、煮。

②内热者、皮肤病患者、肾病患者不宜食用。

凉拌牛肉紫苏叶

原料

牛肉100克·紫苏叶5克·蒜瓣10克·大葱20克·胡萝卜250克·姜片适量

调料

盐4克·白酒10毫升·香醋8毫升·生抽8毫升·鸡精2克·芝麻酱4克·芝麻油3毫升

做法

1. 锅中加水烧热，倒入蒜瓣、姜片、牛肉，淋入白酒，加入盐、生抽，搅匀调味，盖上盖，用中火煮90分钟至熟软。
2. 揭盖，将牛肉捞出，放凉后切丝。

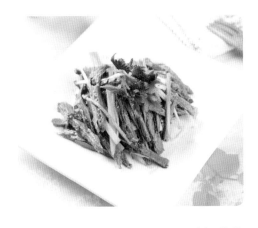

3. 洗净去皮的胡萝卜切丝；洗好的紫苏叶去梗，切丝；洗好的大葱切丝，放入凉水中备用。
4. 取一碗，放入牛肉丝、胡萝卜丝、大葱丝、紫苏叶，加入香醋、盐、鸡精、芝麻油、芝麻酱，拌匀后装入盘中。

胡萝卜炒牛肉

原料

牛肉350克·胡萝卜200克·鸡蛋1个·葱白段适量

调料

盐2克·鸡精2克·酱油适量·料酒适量·食用油适量

做法

1. 将胡萝卜、牛肉分别洗净切丝。
2. 油锅加热，倒入牛肉丝煸炒至断生，烹入料酒、酱油，加入胡萝卜丝略炒盛出。

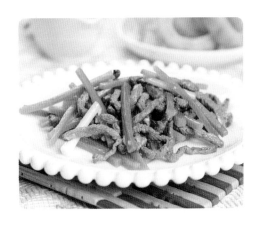

3. 锅中留油，磕入鸡蛋炒散成小块蛋花，放入牛肉、胡萝卜丝、葱白段、盐和鸡精，炒熟装盘即可。

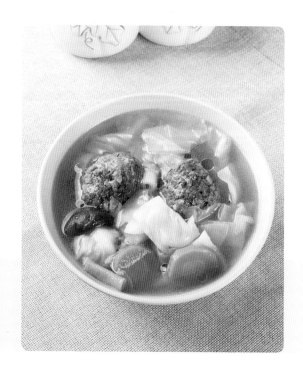

牛肉洋葱蔬菜汤

原料

牛肉 100 克·包菜 60 克·香菇 15 克·豆角 10 克·大蒜少许·大葱 20 克·洋葱 20 克·去皮胡萝卜 20 克

调料

盐 3 克·胡椒粉 4 克·料酒 5 毫升·食用油适量

护肝作用 牛肉的营养价值很高，除了能够补气之外，还具有补肝明目的作用，肝炎患者适当食用，对病情有利。

做法

1. 洗净食材；包菜切块；豆角切段；香菇去蒂，十字花刀切四块；大葱切圆丁；胡萝卜切片；大蒜、洋葱和牛肉剁碎。

2. 将牛肉末装碗，倒入洋葱碎、大蒜末拌匀，加入 1 克盐、料酒、2 克胡椒粉，腌渍入味后搓成两个牛肉丸子。

3. 锅中放油烧热，倒入大葱爆香，倒入适量清水，放入牛肉丸子煮约 1 分钟至转色。

4. 放入切好的胡萝卜、香菇、豆角和包菜煮约 2 分钟

5. 加入剩下的盐和胡椒粉调味即可。

猪瘦肉

可替换食材

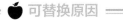
可替换原因

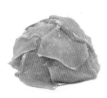

猪瘦肉与牛肉一样，含有丰富的蛋白质，还含有钙、磷、锌等微量元素，不仅可以补充人体所需的营养，还有滋阴润燥、补虚强身等作用。可以满足肝炎患者蛋白质的需求，促进肝细胞再生。

醋拌黄瓜肉片

原料

黄瓜 200 克·洋葱 80 克·猪瘦肉 50 克·柴鱼片适量

调料

白醋 20 毫升·生抽 7 毫升·芝麻油 7 毫升·食用油适量·盐少许·胡椒粉少许

做法

1. 黄瓜洗净，将瓜皮削成绿白相间的直纹状，再切成滚刀块；洋葱去衣，切丝；洗好的猪瘦肉切片，备用。

2. 平底锅中倒入食用油，烧热后下洋葱拌炒，炒至透明时加入猪瘦肉，继续拌炒，至猪瘦肉变色，放入黄瓜，拌炒片刻，盛出装盘。

3. 将白醋、生抽、芝麻油、盐、胡椒粉拌匀，调成味汁，淋入盘中。

4. 食用时撒上柴鱼片即可。

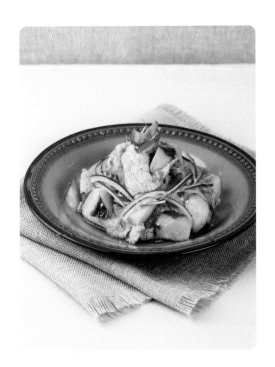

Part 3 ｜ 养肝食材轻松替换，每顿不重样　　**139**

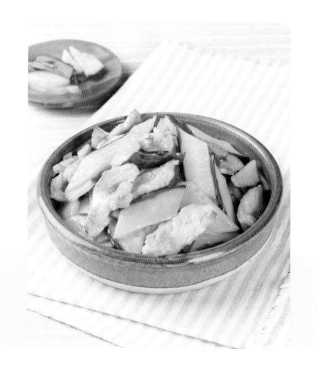

黄瓜炒肉片

原料

猪瘦肉 100 克·黄瓜 150 克

调料

盐 3 克·料酒 5 毫升·食用油适量·淀粉 5 克

本品富含蛋白质、维生素等营养成分，食用本品对肝炎患者有滋补肝阴的调理作用。

做法

1. 黄瓜洗净切片；猪瘦肉洗净切薄片。
2. 瘦肉片装入碗中，放入适量盐和淀粉拌匀，腌渍片刻。
3. 热锅放油烧热，倒入瘦肉片，翻炒至转色。
4. 淋入料酒，快速翻炒片刻。
5. 倒入黄瓜片，放入盐，炒匀。
6. 关火，将菜肴盛出装入盘中即可。

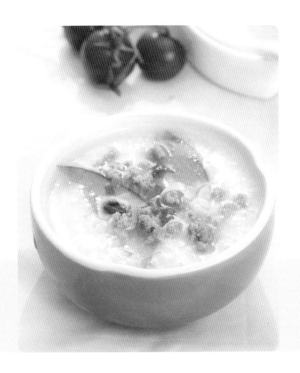

瘦 肉 猪 肝 粥

原料

猪肝 100 克·猪瘦肉 100 克·大米 80 克·青菜 30 克·葱花 3 克

调料

料酒少许·胡椒粉 2 克·盐 3 克

护肝作用 | 猪肝中含有维生素 C、硒等具有抑癌和抗疲劳功效的物质，适当食用，可补气补肝。

做法

1. 猪瘦肉、青菜分别洗净，切成碎末。

2. 猪肝洗净，切片，用料酒腌渍去腥。

3. 大米淘净泡好。

4. 锅中加水，下入大米，大火煮至米粒开花。

5. 改中火，放入瘦肉末熬煮一会儿，转小火熬煮成粥，放入猪肝、青菜煮至熟。

6. 加入盐、胡椒粉调味，撒上葱花即可。

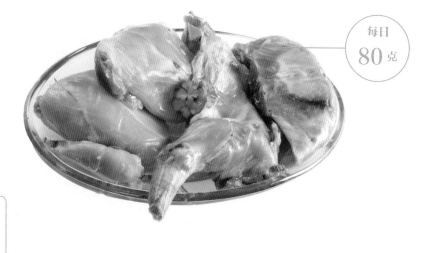

肉类

兔肉

每日
80克

主要营养成分

蛋白质、维生素 B₁、铁

性味归经

性凉，味甘。归脾、胃、大肠经。

【对肝脏的好处】

兔肉属于高蛋白质、低脂肪、少胆固醇的肉类，兔肉含蛋白质高达70%，比一般肉类都高，但脂肪和胆固醇含量却低于其他肉类，适合肝炎患者"高蛋白、低脂肪"的健康饮食原则，还可以有效促进受损肝组织及肝细胞的修复，起到滋补肝阳的功效，非常适合肝炎患者食用。

【食用注意事项】

①孕妇及经期女性、有明显阳虚症状的女性、脾胃虚寒者不宜食用兔肉。

②好的兔肉呈均匀的红色，具有光泽，脂肪洁白或呈乳黄色的为新鲜兔肉。肌肉色泽稍转暗，切面尚有光泽，但脂肪无光泽的为次鲜兔肉。兔肉需要冷冻储存。

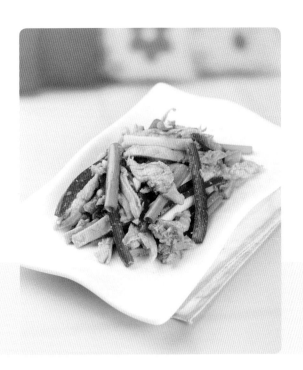

葱香拌兔肉丝

原料

兔肉 300 克·彩椒 50 克·葱 20 克·蒜末少许

调料

盐 3 克·鸡精 3 克·生抽 4 毫升·陈醋 8 毫升·芝麻油少许

护肝作用

兔肉营养价值较高，具有高蛋白、低脂肪、低胆固醇的特点，有祛热解毒的作用，适合肝炎患者食用。

做法

1. 将洗净的彩椒切成丝；洗好的葱切小段。

2. 锅中加水烧开，倒入洗净的兔肉，盖上盖，用中火煮约 5 分钟，至食材熟透，关火后捞出，放凉后切成兔肉丝。

3. 把兔肉丝装入碗中，倒入彩椒丝，撒上蒜末，加入盐、鸡精，淋入生抽、陈醋，倒入少许芝麻油，搅拌均匀；撒上葱段，搅拌一会儿，至食材入味。

4. 取一个干净的盘子，盛入拌好的菜肴，摆好盘即成。

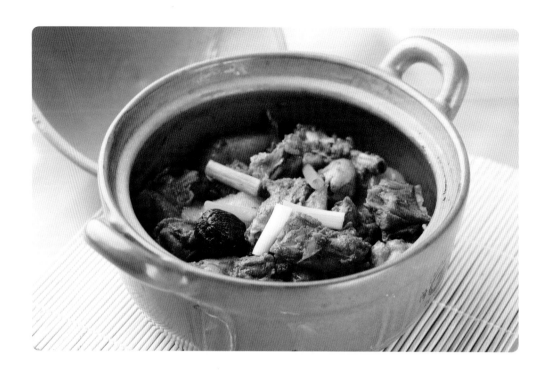

兔肉萝卜煲

原料

兔肉500克·白萝卜500克·香叶少许·八角少许·草果少许·姜片少许·葱段少许

调料

盐2克·料酒10毫升·生抽10毫升·食用油适量

护肝作用 | 白萝卜中的香豆酸能够降低血糖，促进脂肪的代谢，减轻肝脏负担，促进肝炎恢复。

做法

1. 洗净去皮的白萝卜切成小块。

2. 锅中加水烧开，倒入洗净的兔肉，焯去血水，捞出待用。

3. 用油起锅，放入姜片、葱段，爆香；倒入兔肉，翻炒匀；放入香叶、八角、草果，淋入料酒，炒出香味；倒入生抽，略炒片刻；加入适量清水，煮至沸。

4. 放入白萝卜，炒匀，盖上盖，用小火焖15分钟，至食材熟透。

5. 将锅中的食材转到砂锅中，置于旺火上，放入盐，炒至入味，盖上盖，用大火稍加热；揭开盖，砂锅离火，放入葱段即可。

鸽肉

可替换食材

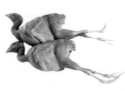

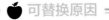
🍎 可替换原因

鸽肉与兔肉同属于高蛋白质、低脂肪、少胆固醇的肉类。其性平，气味咸，无毒，有解毒、补肾壮阳、缓解神经衰弱之功效，是肝炎患者滋补肝阴的营养品。

红枣黄芪蒸乳鸽

原料

乳鸽 1 只·红枣 6 颗·枸杞 10 颗·黄芪 5 克·葱段 5 克·姜丝 5 克·香菜适量

调料

盐 2 克·生粉 10 克·生抽 8 毫升·料酒 10 毫升·食用油适量

做法

1. 处理干净的乳鸽去掉头部和脚趾，对半切开，再斩成小块。

2. 沸水锅中倒入斩好的乳鸽块，焯煮 2 分钟至去除血水和脏污，捞出待用。

3. 乳鸽块中倒入料酒，放入葱段和姜丝，加入生抽、盐、食用油，拌匀，腌渍 15 分钟；再倒入生粉，搅拌均匀。

4. 将拌匀的乳鸽装盘，放入黄芪，撒入枸杞，放上洗净的红枣。

5. 取出已烧开水的电蒸锅，放入食材，蒸 20 分钟至熟，取出，点缀上香菜即可。

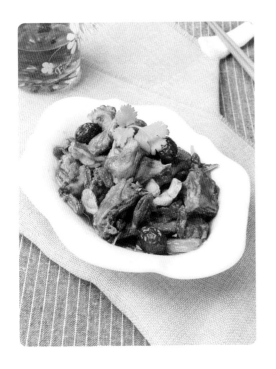

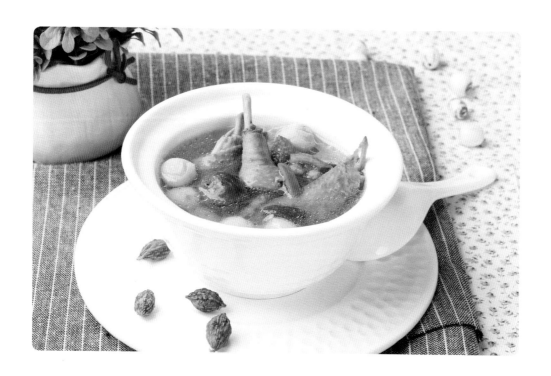

桂圆益智仁乳鸽汤

原料

益智仁适量·桂圆肉适量·枸杞适量·陈皮适量·莲子适量·乳鸽1只

调料

盐适量

护肝作用 | 桂圆有滋补作用，对患有肝炎需要调养以及体质虚弱的人都有益处，能够起到补血补肝的作用。

做法

1. 益智仁装入隔渣袋，扎紧袋口，放入清水中，浸泡10分钟；把陈皮、枸杞、桂圆肉分别倒入清水中，泡发10分钟；莲子用清水泡发1小时；乳鸽斩成块。

2. 锅中加水大火烧开，倒入备好的鸽肉，搅匀，焯去血水，捞出待用。

3. 砂锅中倒入清水，倒入乳鸽快、莲子、益智仁袋、陈皮，拌匀；盖上锅盖，开大火烧开后转小火煮100分钟。

4. 掀开锅盖，倒入泡发洗净的枸杞、桂圆肉拌匀；盖上锅盖，小火续煮20分钟。

5. 掀开锅盖，放入少许盐，搅匀调味，盛入碗中即可。

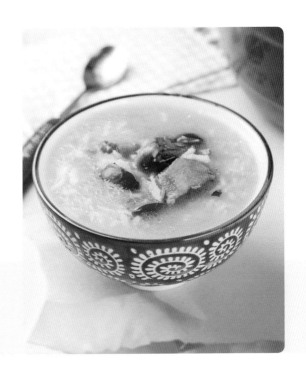

红 枣乳鸽粥

原料

乳鸽块 270 克·水发大米 120 克·红枣 25 克·姜片少许·葱段少许

调料

盐 1 克·料酒 4 毫升·老抽适量·蚝油适量·食用油适量

护肝作用 | 乳鸽具有益气补血、改善血液循环等功效，可以为机体提供适当的营养，是肝炎患者滋补肝阴的营养佳品。

做法

1. 将洗净的红枣切开，去核，把果肉切成小块。

2. 将乳鸽块装入碗中，加入盐、料酒，放入蚝油，撒上姜片、葱段，拌匀，腌渍 15 分钟，至其入味，备用。

3. 用油起锅，倒入乳鸽块，炒匀，加入料酒，炒匀提味，倒入老抽，炒匀上色。

4. 关火后盛出炒好的乳鸽块，放入盘中，拣去姜片、葱段，待用。

5. 砂锅加水烧开，倒入大米、红枣，拌匀，盖上盖，煮开后用小火煮 10 分钟。

6. 揭盖，倒入乳鸽块，拌匀，盖上盖，用中小火续煮 20 分钟至熟，揭盖，搅匀后盛出即可。

水产

草鱼

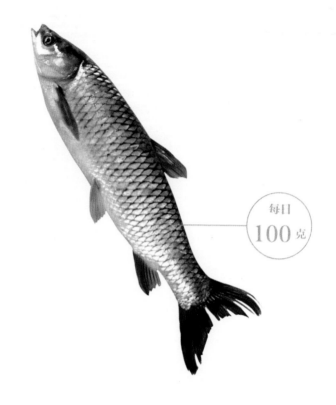

每日
100克

性味归经

性温，味甘。归肝、胃经。

主要营养成分

蛋白质、磷、铜和不饱和脂肪酸

【对肝脏的好处】

草鱼含有丰富的硒，这种矿物质元素有抗氧化能力，并且对预防肝炎有一定作用，摄入足量的硒可以极大地降低肝癌发病率，有助于增强人体免疫力。

【食用注意事项】

①草鱼不宜大量食用，吃得太多，容易诱发各种疮疥。
②动脉硬化患者忌食。

黄 金草鱼

原料

草鱼肉250克·豆豉20克·姜丝少许·葱末少许·薄荷叶适量

调料

盐2克·鸡精少许·胡椒粉少许·五香粉少许·生抽3毫升·料酒4毫升·食用油适量

护肝作用 | 本品含有蛋白质、B族维生素，以及铁、磷、钙、锌等营养元素，对于肝炎患者具有补虚损、提高食欲等作用。

做法

1. 将洗净的草鱼肉切块，放入碗中，加入盐、料酒、胡椒粉，撒上五香粉，拌匀，腌渍约10分钟，待用。

2. 锅中放食用油烧热，放入腌渍好的草鱼肉块，煎出香味，再来回翻转草鱼肉块，煎至两面呈金黄色。

3. 撒上备好的豆豉，炒出香味，撒上姜丝、葱末，煎出香味。

4. 加入鸡精，淋上生抽，再煎一小会儿，至食材熟透，盛出，点缀上薄荷叶即可。

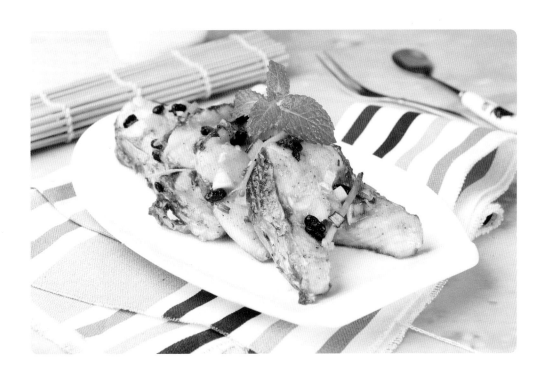

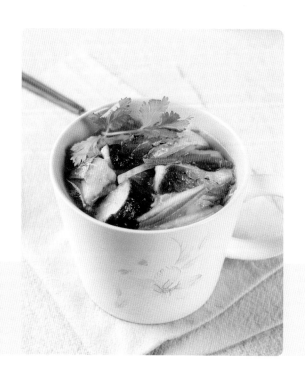

萝卜草鱼汤

原料

草鱼肉 200 克·白萝卜 60 克·胡萝卜 60 克·姜片 10 克·香菜 2 克

调料

盐 2 克·料酒 3 毫升·鸡精 2 克·白胡椒粉 2 克·食用油 3 毫升

护肝作用｜本品含有丰富的蛋白质、不饱和脂肪酸、磷、铜、硒等营养成分，具有抗衰老、美容、保护心血管、滋补保健等作用。

做法

1. 草鱼肉切成小块；白萝卜、胡萝卜去皮，切成片，再切成丝。

2. 往草鱼肉中加入盐、料酒拌匀，腌渍 10 分钟。

3. 往备好的杯子中放入草鱼肉块、白萝卜丝、姜片、胡萝卜丝，加入鸡精、食用油，加入 200 毫升清水，搅拌一下，盖上保鲜膜待用。

4. 电蒸锅加水烧开，将杯子放入其中，加盖，蒸 15 分钟。

5. 揭盖，将杯子拿出，揭开保鲜膜，撒上白胡椒粉，拌匀，再点缀上香菜即可。

彩色饭团

原料

草鱼肉 120 克·黄瓜 60 克·去皮胡萝卜 80 克·米饭 150 克·黑芝麻少许

调料

盐 2 克·鸡精 1 克·芝麻油 7 毫升·水淀粉适量·食用油适量

护肝作用｜本品营养成分较为全面，能够为肝炎患者提供充足的营养，并且能够滋阴补气，促进肝炎的恢复。

做法

1. 洗净的胡萝卜、黄瓜均切成粒；洗净的草鱼肉切丁；黑芝麻下锅炒香，待用。

2. 把草鱼肉丁装碗，加入盐、鸡精、水淀粉、食用油，拌匀，腌渍约 10 分钟。

3. 锅中注水烧开，加入盐、食用油，倒入胡萝卜粒、黄瓜粒，煮至断生；倒入腌好的草鱼肉丁，煮至变色，捞出沥干。

4. 取一只碗，倒入米饭，放入焯煮好的食材，加盐、芝麻油，撒上黑芝麻，拌匀。

5. 把拌好的米饭做成小饭团，装入盘中即可。

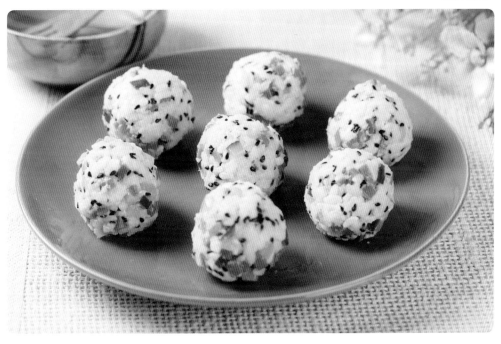

鲫鱼

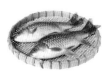

🍎 可替换原因

鲤鱼与草鱼一样，含有氨基酸、维生素A、维生素D，还含有丰富的蛋白质，有助于促进肝细胞的再生，保护肝脏不受病毒侵犯。肝炎患者食用后能增强免疫功能，修复被破坏的组织细胞。

银丝鲫鱼

原料

鲫鱼800克·去皮白萝卜200克·红彩椒20克·姜丝少许·葱段少许·香菜适量

调料

盐3克·鸡精1克·胡椒粉1克·料酒15毫升·食用油适量

做法

1. 洗净的白萝卜、红彩椒切丝。

2. 在洗净的鲫鱼两面鱼身上划几道一字花刀，再往两面鱼身上撒上少许盐，抹匀，两面鱼身各淋上适量料酒，腌渍10分钟至去腥味。

3. 热锅放油，放入腌好的鲫鱼，稍煎1分钟至两面微黄。

4. 倒入姜丝，加入料酒、适量清水，倒入白萝卜丝，拌匀，加盖，用大火煮开后转小火续煮10分钟至熟软入味。

5. 揭盖，加入切好的红彩椒丝，放入盐、鸡精、胡椒粉，拌匀，倒入葱段，拌匀。

6. 关火后盛出煮好的鲫鱼和汤水，装在香锅中，放上香菜点缀即可。

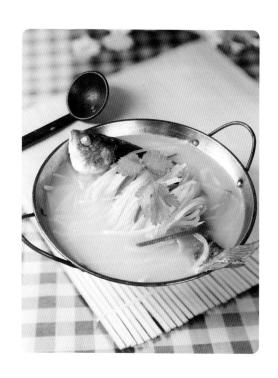

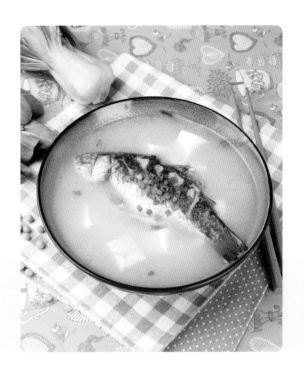

鲫鱼豆腐汤

原料

鲫鱼200克·豆腐100克·葱花少许·葱段少许·姜片少许

调料

盐2克·鸡精2克·胡椒粉2克·料酒10毫升·食用油适量

护肝作用 食用鲫鱼可以缓解肝炎所带来的食欲不振的症状；豆腐中含有优质蛋白质，可促进肝细胞的修复与再生。

做法

1. 备好的豆腐切成小块，处理干净的鲫鱼两面打上一字花刀，待用。

2. 用食用油起锅，倒入鲫鱼，稍煎一下，放上姜片、葱段，翻炒爆香。

3. 淋上料酒，加入适量的清水，倒入豆腐块，稍稍搅拌片刻，大火煮开后转小火煮8分钟至汤色变白。

4. 掀开盖，加入盐、鸡精、胡椒粉，拌匀入味，关火后将煮好的汤盛入碗中。撒上葱花即可。

天冬川贝瘦肉汤　　158

党参猪肚汤　　163

田七黄芪红枣汤　　166

川芎黄芪红枣鸡汤　　169

柴胡疏肝茶　　172

郁金甘草茶　　174

百合玫瑰红枣茶　　179

红枣茵陈茶　　182

垂盆草白英茶　　183

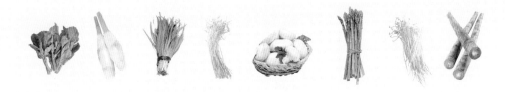

选对药膳药茶，
轻松养肝护肝

药膳和药茶是肝炎患者饮食调养中不可缺少的一部分。本章介绍了养肝护肝的常用药膳和药茶，所用食材和药材皆适合肝炎患者，能有效辅助肝炎的治疗，帮助肝炎患者早日康复。

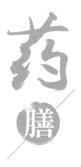

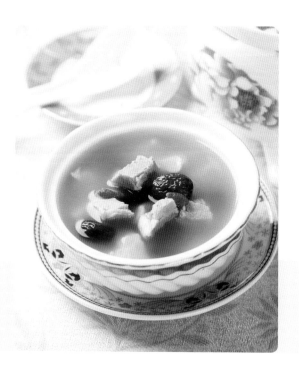

沙 参红枣灵芝汤

原料

猪瘦肉 260 克·沙参少许·红枣少许·灵芝少许·枸杞少许

调料

盐 2 克·鸡精 2 克·料酒少许

护肝作用 | 本品可以提高机体细胞免疫力和非特异性免疫功能，提高机体的抗病毒能力，帮助肝脏恢复健康。

做法

1. 将洗净的猪瘦肉切丁。砂锅加水烧开，倒入猪瘦肉丁，焯煮片刻捞出。

2. 砂锅中加水烧开，倒入沙参、红枣、灵芝、枸杞、猪瘦肉丁，淋入少许料酒拌匀，大火煮开后转小火煮约 40 分钟。

3. 加盐、鸡精，稍稍搅拌至入味，盛出即可。

何首乌黑豆桂圆煲鸡

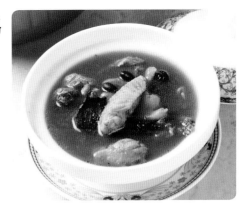

原料

鸡肉块 300 克·水发黑豆 80 克·何首乌 15 克·桂圆肉 15 克·高汤适量

调料

盐 2 克

做法

1. 鸡肉块焯水，捞出过一下冷水。砂锅中加入适量高汤烧开，倒入焯过水的鸡肉块。

2. 放入何首乌、桂圆肉、水发黑豆，搅拌均匀，用大火烧开后转小火炖 1~3 小时至食材熟透。

3. 揭开盖，加入盐，拌匀调味，盛出即可。

莲子五味子鲫鱼汤

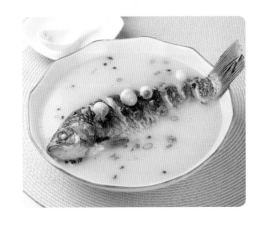

原料

鲫鱼 400 克·水发莲子 70 克·五味子 4 克·姜片少许·葱花少许

调料

盐 3 克·鸡精 2 克·料酒 4 毫升·食用油适量

做法

1. 姜片放入油锅爆香，放入处理好的鲫鱼煎至两面断生，盛出。

2. 锅中加水烧开，倒入水发莲子、五味子，煮至散出药味。

3. 倒入鲫鱼，加盐、鸡精、料酒，煮至熟透，再撒上葱花即成。

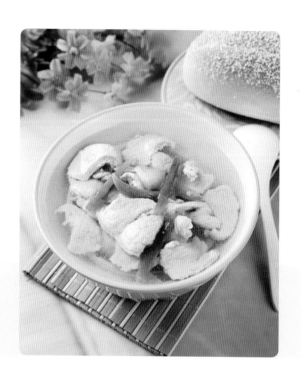

天 冬川贝瘦肉汤

原料

天冬8克·川贝10克·猪瘦肉500克·蛋液15克·姜片少许·葱段少许

调料

料酒8毫升·盐2克·鸡精2克·水淀粉3毫升

护肝作用

川贝有滋阴润肺、止咳化痰等作用，天冬有养阴润燥的作用。本品可滋补肝阴，改善肝脏功能。

做法

1. 洗净的猪瘦肉切薄片；将瘦肉片装入蛋液碗中，加盐、料酒、水淀粉腌渍。

2. 砂锅加水烧开，倒入川贝、天冬煮30分钟。

3. 放入猪瘦肉、姜片、葱段，加料酒、盐、鸡精煮5分钟即可。

牛膝香菇煲瘦肉

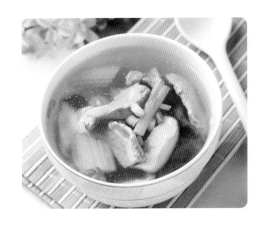

原料

西芹 250 克・猪瘦肉 300 克・高汤 150
毫升・香菇 15 克・葱段少许・姜片少许・牛
膝少许・蒜末少许

调料

盐 2 克・鸡精 2 克・料酒 8 毫升

做法

1. 西芹切段，香菇、猪瘦肉切片。
2. 砂锅中加适量清水烧热，倒入牛膝
煮 15 分钟。

3. 倒入猪瘦肉、香菇、葱段、姜片、蒜末、
高汤、料酒煮 15 分钟，倒入西芹煮熟。
4. 加盐、鸡精调味即可。

柴胡苦瓜瘦肉汤

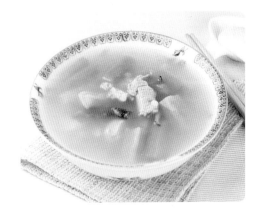

原料

柴胡 12 克・川贝 10 克・苦瓜 200 克・猪
瘦肉 200 克

调料

盐 2 克・鸡精 2 克・料酒 10 毫升

做法

1. 洗好的苦瓜切段，洗净的猪瘦肉切
丁，备用。
2. 砂锅中加入适量清水烧开，倒入洗
净的柴胡、川贝，放入猪瘦肉丁，淋入

适量料酒，撇去浮沫，放入苦瓜段。
3. 烧开后用小火炖 1 小时，放入少许盐、
鸡精搅拌片刻，盛出即可。

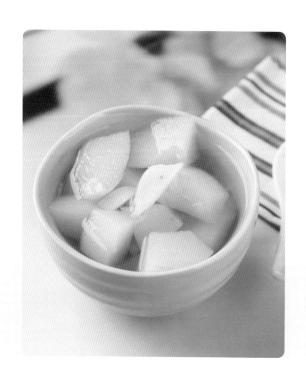

白芍炖梨

原料

梨 200 克·白芍 3 克·麦冬 5 克·西洋
参 2 克

调料

冰糖少许

护肝作用 | 白芍有补血活血、平肝止痛等作用，
其含有的芍药苷对肝脏具有良好的保
护作用。

做法

1. 洗净去皮的梨切成瓣，去核，切成
小块，备用。

2. 砂锅中加入适量清水，用大火烧热。

3. 倒入备好的白芍、麦冬、西洋参、
梨块，盖上锅盖，用大火煮半小时。

4. 揭开锅盖，倒入冰糖，搅匀，煮至
溶化，再煮 10 分钟至汤汁入味。

5. 关火后将煮好的甜汤盛出，装入碗
中即可。

白芍枸杞炖鸽肉

原料

鸽肉 270 克·白芍 10 克·枸杞 10 克·姜片少许·葱花少许

调料

料酒 16 毫升·盐 2 克·鸡精 2 克

护肝作用 | 白芍能平肝止痛，枸杞能补肾益精、滋补肝阴，鸽肉有滋阴补气、解毒等作用。本品适合肝炎患者调养食用。

做法

1. 锅中加水烧开，倒入鸽肉，加入料酒，拌匀，煮沸，焯去血水，捞出待用。

2. 砂锅加水烧开，倒入鸽肉、白芍、枸杞和姜片，淋入适量料酒。

3. 盖上盖，烧开后小火炖 40 分钟至熟。

4. 揭开盖子，放盐、鸡精，用锅勺搅匀调味。

5. 关火，盛出煮好的汤料，装入汤碗中，撒上葱花即可。

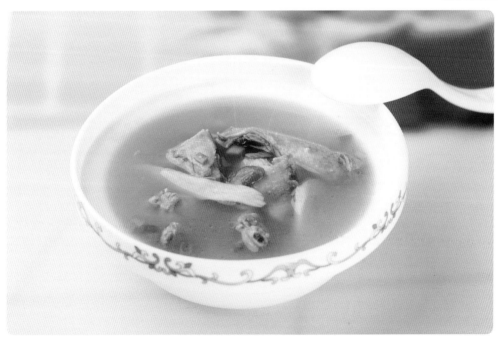

牡丹皮瘦肉炖芋头

原料

芋头 200 克·猪瘦肉 250 克·牡丹皮 2 克·葱段少许·姜片少许

调料

料酒 10 毫升·盐 3 克·鸡精 2 克·水淀粉适量

做法

1. 洗净的芋头、猪瘦肉切块。
2. 猪瘦肉加料酒焯水后捞出。
3. 砂锅加水烧热，倒入牡丹皮煮 20 分钟捞出。

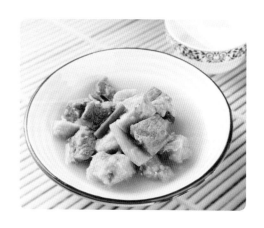

4. 倒入猪瘦肉、芋头、姜片、葱段、料酒拌匀。
5. 烧开后转小火煮 40 分钟，加盐、鸡精、水淀粉拌匀即可。

五味子炖猪肝

原料

猪肝片 200 克·红枣 20 克·五味子 10 克·姜片 20 克

调料

盐 2 克·鸡精 2 克·生抽 4 毫升·料酒 10 毫升

做法

1. 锅中注水烧开，倒入切好的猪肝片，搅散，煮至沸，焯去血水，捞出沥干，装入炖盅里，备用。
2. 锅中加入适量清水烧开，放入姜片、五味子、红枣。

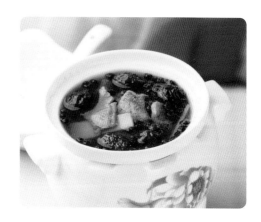

3. 淋入适量料酒，加入盐、鸡精、生抽，搅拌均匀，煮至沸。
4. 将煮好的汤料盛入炖盅里，放入烧开的蒸锅中，中火炖 1 小时，至食材熟透，取出即可。

党 参 猪 肚 汤

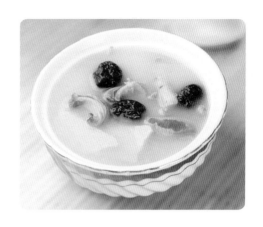

原料

猪肚块400克·淮山30克·姜片20克·党
参15克·红枣15克

调料

盐2克·鸡精适量·胡椒粉适量·料酒
适量

做法

1. 水烧开，倒入猪肚块，加料酒焯去
血渍捞出。

2. 砂锅中加水烧开，倒入猪肚块，放
入姜片、淮山、党参、红枣、料酒，烧

开后用小火煮60分钟。

3. 加鸡精、盐、胡椒粉调味，再转中
火续煮片刻，关火后盛出即成。

白 术 党 参 猪 肘 汤

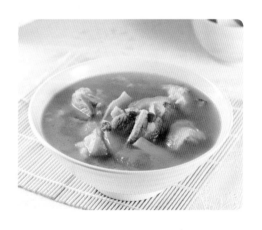

原料

猪肘500克·白术10克·党参10克·姜
片15克·枸杞8克

调料

盐2克·鸡精2克·料酒7毫升·白醋
10毫升

做法

1. 锅中加入适量清水烧开，倒入洗好
的猪肘，淋入少许白醋煮约2分钟，去
除血渍后捞出，沥干水分，待用。

2. 砂锅中加入适量清水烧开，倒入洗
净的白术、党参、枸杞、姜片。

3. 放入焯过水的猪肘，搅拌均匀，淋
上少许料酒提味，转小火煮约40分钟。

4. 加入少许盐、鸡精，搅匀调味，续
煮一会儿，至汤汁入味即成。

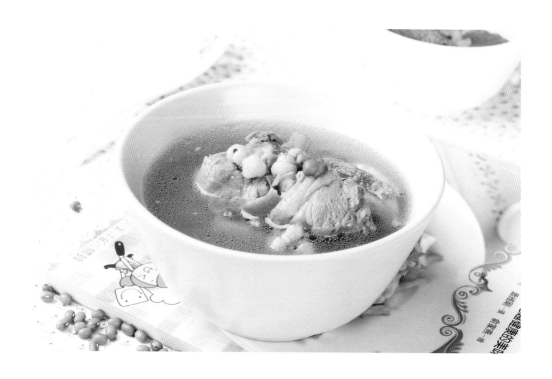

土 茯 苓 薏 米 汤

原料

土茯苓适量·薏米适量·绿豆适量·陈皮适量·生地适量·老鸭块 200 克

调料

盐 2 克

护肝作用｜土茯苓渗湿清热，薏米利水排脓，绿豆清热解毒，陈皮活血化瘀。本品可帮助肝炎患者排毒，促进疾病恢复。

做法

1. 将土茯苓、生地装入隔渣袋中，放入碗中，倒入清水泡发 10 分钟，沥干水分，装入盘中待用。

2. 将薏米、绿豆、陈皮分别装入碗中，倒入清水泡发，沥干水分，装盘，备用。

3. 砂锅中加入适量清水烧开，放入老鸭块，焯煮片刻，沥干水分，装盘待用。

4. 砂锅中加入适量清水，放入老鸭块、土茯苓、生地、绿豆、薏米，拌匀。

5. 大火煮开转小火煮 100 分钟至析出有效成分，倒入陈皮续煮 20 分钟至陈皮熟，加入盐搅至入味即可。

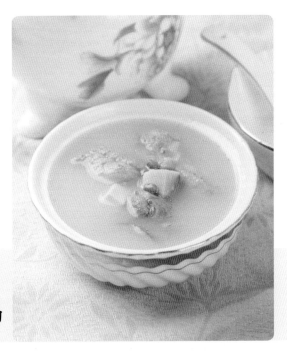

土 茯苓绿豆老鸭汤

原料

绿豆 250 克·土茯苓 20 克·鸭肉块 300 克·陈皮 1 片·高汤适量

调料

盐 2 克

护肝作用 | 绿豆可以清热解毒，土茯苓能渗湿清热。二者与鸭肉一块煮汤，有助于提高肝炎患者抵抗力。

做法

1. 锅中加入适量清水烧开，放入洗净的鸭肉块，搅拌均匀，煮 2 分钟，焯去血水。

2. 从锅中捞出鸭肉块后过冷水，盛入盘中备用。

3. 另起锅，加入适量高汤烧开，放入鸭肉块、绿豆、土茯苓、陈皮，拌匀，盖上锅盖，炖 3 小时至食材熟透。

4. 揭开锅盖，加入适量盐进行调味，搅拌均匀，至食材入味。

5. 将煮好的汤料盛出即可。

桑寄生连翘鸡爪汤

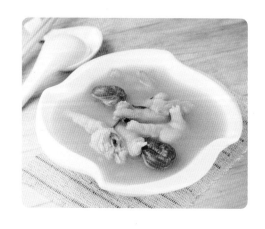

原料

桑寄生 15 克·连翘 15 克·蜜枣 2 颗·鸡爪 350 克·姜片适量

调料

盐 2 克·鸡精 2 克

做法

1. 洗净的鸡爪切去爪尖，斩成小块。鸡爪焯水后捞出。

2. 砂锅中放入清水烧开，倒入鸡爪，放入洗净的桑寄生、连翘，加入蜜枣、姜片，盖上盖，用小火煮 40 分钟。

3. 揭开盖，放入少许盐、鸡精，搅拌片刻，盛出即可。

田七黄芪红枣汤

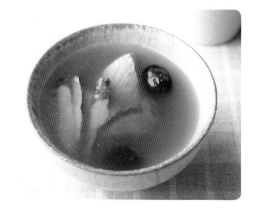

原料

田七 10 克·黄芪 30 克·红枣 10 颗·生姜 2 片·猪肉 600 克

调料

盐

做法

1. 田七、黄芪用清水洗净备用。

2. 红枣浸洗干净，去籽备用。

3. 生姜用清水洗净，切片备用。

4. 猪肉用沸水焯烫过后，洗净得用。

5. 锅中加入清水，放入所有材料，水沸后转小火煲 3 小时后加少许盐调味。

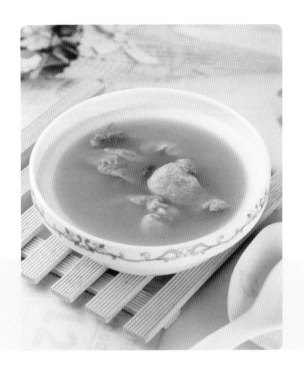

黄芪猪骨汤

原料

猪骨400克·黄芪10克·酸枣仁10克·枸杞10克

调料

盐2克·鸡精2克·料酒8毫升

黄芪可以保护肝脏，调节内分泌系统；猪骨有增强免疫力等作用。本品可强身健体，保护肝脏。

做法

1. 猪骨加料酒焯水后，捞出待用。

2. 砂锅加水烧开，倒入猪骨，放入洗好的黄芪、酸枣仁、枸杞，淋入料酒。

3. 盖上盖，烧开后用小火炖1小时，至食材熟透。揭开盖，放入少许盐、鸡精，拌匀调味即可。

黄芪红枣牛肉汤

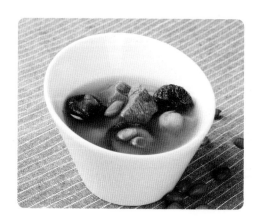

原料

牛肉块 200 克·黄芪适量·花生适量·红枣适量·莲子适量·香菇适量

调料

盐适量

做法

1. 将莲子、香菇、黄芪、花生、红枣倒入装有清水的碗中，清洗干净，沥干。
2. 锅中加入清水烧开，倒入牛肉块，焯煮去杂质血水，捞出，沥干水分，待用。
3. 砂锅中加入适量清水，倒入牛肉块、莲子、香菇、黄芪、花生、红枣，搅拌均匀，盖上锅盖，用大火煮开转小火煲煮 2 个小时。
4. 掀开锅盖，加入少许盐，搅匀调味。
5. 将煮好的汤盛出装入碗中即可。

西洋参黄芪养生汤

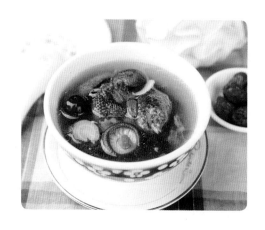

原料

乌鸡块 200 克·西洋参适量·黄芪适量·茯苓适量·枸杞适量·红枣适量·小香菇适量

调料

盐适量

做法

1. 将茯苓、黄芪装入隔渣袋，扎紧。
2. 锅中加水烧开，倒入乌鸡块，焯煮去除血水，捞出沥干，待用。
3. 将需要泡发的食材均泡发好，装入碟子待用。
4. 砂锅中加入适量清水，倒入乌鸡块，放入泡发好的红枣、西洋参、小香菇和装有茯苓、黄芪的隔渣袋，搅拌匀。盖上锅盖，用小火煮 100 分钟，再放入枸杞，搅拌匀，加入少许盐调味即可。

川 芎黄芪红枣鸡汤

原料

川芎 3 克·红枣 5 克·黄芪 3 克·枸杞
少许·小香菇 10 克·土鸡块 200 克

调料

盐 2 克

护肝作用 | 川芎补气活血，枸杞补肾养阴，红枣、黄芪益气补血，配合营养美味的小香菇、土鸡煲出的汤，能够养血护肝。

做法

1. 将川芎、红枣、黄芪、枸杞、小香菇分别置于清水中清洗干净，再分别用适量的清水泡发，待用。

2. 锅中加入适量清水烧开，放入洗净的土鸡块，焯去血渍后捞出，沥干水分，待用。

3. 砂锅中加入适量清水，倒入焯过水的土鸡块，放入泡发好的川芎、红枣、黄芪和小香菇，搅散。

4. 大火烧开后转小火煲煮约 100 分钟至食材熟软；倒入枸杞搅匀，用小火续煮约 20 分钟至食材熟透，放入少许盐调味，略煮一小会儿即可。

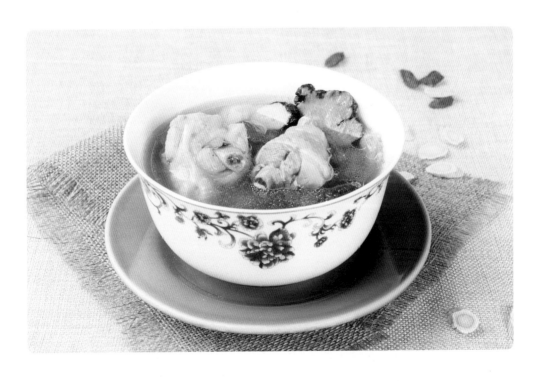

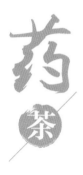

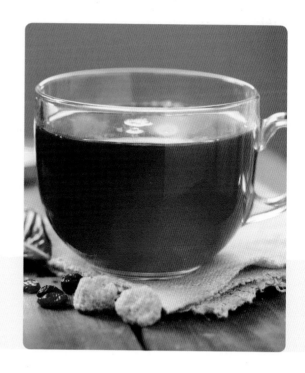

重 楼 前 胡 茶

原料

紫草根 60 克·人工牛黄 10 克·重楼 60
克·前胡 30 克·鱼腥草 20 克

做法

1. 将紫草根、重楼、鱼腥草、前胡制
成浸膏，干燥后粉碎，加入人工牛黄调匀。

2. 用时每次取 15 克，冲开水服用，每
日服 3 次。

护肝作用　本方能清热解毒、利尿消肿、抗癌，
对肝炎有一定的辅助疗效，还可以防
止癌变。

柴 胡茯苓茶

原料

柴胡 10 克·黄芪 15 克·茯苓 20 克·白芍 15 克·当归 12 克·栝楼 30 克·焦白术 10 克·鸡内金 15 克

做法

1. 将所有材料用清水洗净，然后一同放入锅中，大火煮沸后再小火煮 20 分钟。
2. 去渣取汁，置于保温瓶中。
3. 喝时倒入杯中，可随时饮用。

护肝作用 | 柴胡有疏肝利胆、清热利湿的功效，其中含有的柴胡皂苷、柴胡多糖有保肝护肝、增强免疫力的作用。

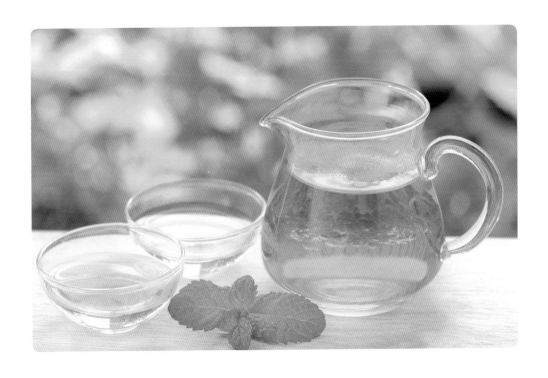

柴胡疏肝茶

原料

柴胡 7 克·炒枳壳 9 克·制香附 9 克·赤芍 10 克·陈皮 6 克

做法

1. 将所有药材用清水稍微冲洗，放入锅中，大火煮开后再煮 15 分钟。

2. 去渣取汁，置于暖水瓶中。

3. 喝时可倒入杯中，随倒随饮。若肝郁明显，加郁金 9 克。

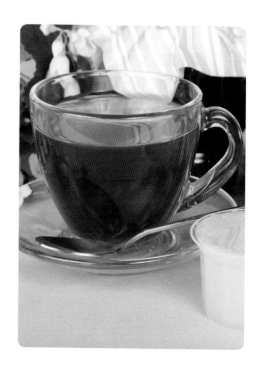

酸枣茶

原料

酸枣 50 克

调料

白糖少许

做法

1. 将酸枣用清水洗净，然后入锅加水煎汁。

2. 用文火煮 1 小时后，调入白糖拌匀，然后倒入保温瓶中。

3. 用时倒入杯中，可随时饮用，1 天内服完。

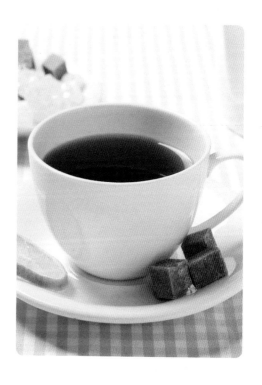

虎杖根五味子茶

原料

虎杖根适量 · 五味子适量

调料

蜂蜜适量

虎杖根有活血散瘀、祛风解毒的作用，配合五味子煮茶，能够祛除肝炎患者体内虚火，保肝护肝。

做法

1. 将虎杖根、五味子洗净，浸泡半小时。之后用中火煎沸后，改用小火煎半小时，等剩下 1 大碗药液时，滤出头汁。

2. 再加水 2 大碗，煎 2 遍汁，约剩下 1 大碗药液时，滤出，弃渣。

3. 最后将头汁、二汁及蜂蜜一起倒入大砂锅内，小火煎沸 5 分钟后，离火，冷却，装瓶盖紧。每日 3 次，每次 1 匙，饭后开水冲服，2 个月为 1 疗程。

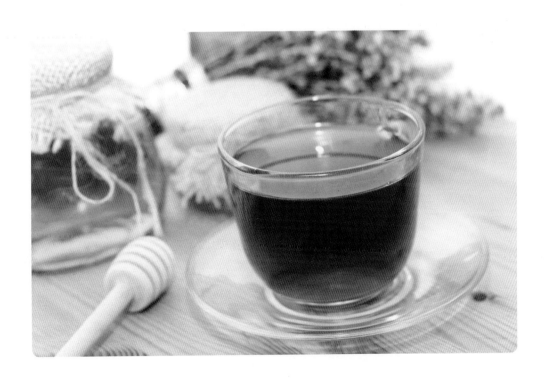

金银花甘草茶

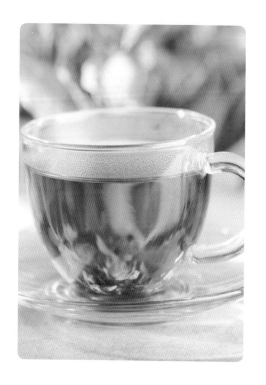

原料

金银花5克·甘草5克·白术5克·黄芩19克·败酱草20克·红枣5枚

做法

1. 将所有材料用清水洗净，去除杂质。

2. 一同入锅加水适量煎汁，大火煮沸后再转以小火续煮20分钟。

3. 去渣取汁，倒入保温瓶中。喝时倒入杯中，可随时饮用。

郁金甘草茶

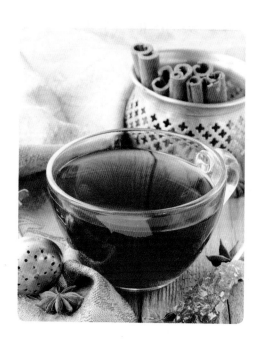

原料

郁金5克·甘草2克

做法

1. 将郁金和甘草去除杂质，用工具将其共同研磨成细粉末。

2. 用时将其倒入杯中，用开水冲泡，可随时饮用。

桂花甘草茶

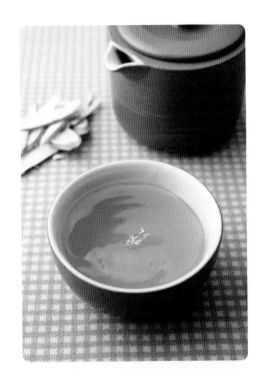

原料

桂花适量·甘草 2 片·绿茶 1 包

调料

冰糖适量

做法

1. 将所有材料洗净,放进壶中,冲入沸水静置约 10 分钟,即可饮用。
2. 继续回冲,约 15 分钟以上直至无味。
3. 若有时间可以用大壶水煮,水约 1 000 毫升,小火煮 30 分钟,即可饮用。
4. 冰糖视个人需求,不加亦可。

苦参龙胆草茶

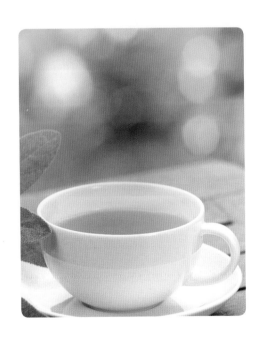

原料

苦参 24 克·龙胆草 10 克

做法

1. 将苦参和龙胆草分别用清水洗净,然后同时放入锅加水适量煎汁,用大火煮沸后再转以小火续煮 10 分钟。
2. 去渣取汁,倒入保温瓶中。
3. 喝时倒入杯中,可随时饮用,1 天内服完。

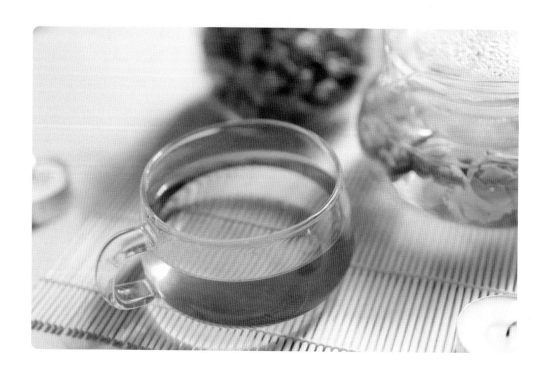

决 明 子 茶

原料

决明子 15 克 · 菊花 10 克

做法

1. 将决明子和菊花用清水洗净，去除浮渣，然后入锅加水煎汁，大火煮沸后转以小火煮 10 分钟。

2. 去渣取汁，倒入保温瓶中。

3. 用时倒入杯中，可随时饮用 , 1 天内服完。也可以采用泡茶方式饮用。

护肝作用 | 本品能抗菌消炎、去除烦热、养肝明目、通便排毒，适合肝炎患者用来养肝护肝之用。

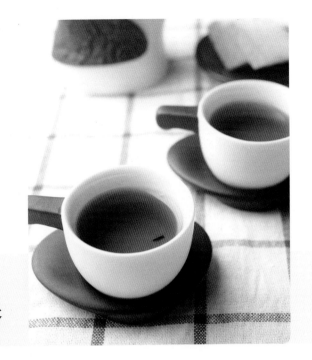

决 明子冬瓜仁茶

原料

冬瓜仁20克·决明子20克·山楂30克·荷叶10

调料

蜂蜜适量

<table>
<tr><td>护肝作用</td><td>荷叶可以清除体内毒素，决明子具有抗菌消炎的作用，山楂能够促进食欲。本品适合肝炎患者饮用。</td></tr>
</table>

做法

1. 将所有材料洗净后放进壶中，冲入沸水静置约15分钟，第1泡即可饮用。

2. 继续回冲，约15分钟以上直至无味为止。

3. 若有时间可以用大壶水煮，水约3 000毫升，小火煮30分钟。

4. 饮用时添加适量蜂蜜即可。

绞股蓝决明子三七茶

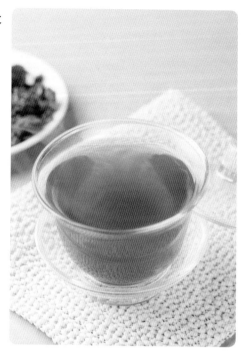

原料

绞股蓝 4 克·决明子 10 克·三七 5 克

做法

1. 砂锅中加入适量清水烧开。

2. 倒入洗好的绞股蓝、决明子、三七，搅拌片刻。

3. 盖上盖，用小火煮 20 分钟至药材析出有效成分。

4. 揭开盖，搅拌片刻。

5. 关火后盛出煮好的药材，滤入杯中，待稍微放凉即可饮用。

决明子红枣枸杞茶

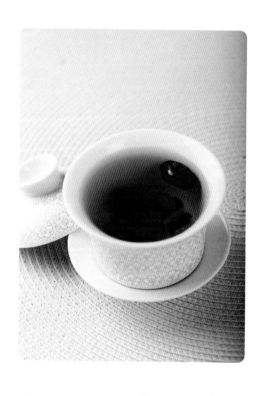

原料

红枣 15 克·决明子 6 克·枸杞 10 克

调料

白糖适量

做法

1. 砂锅中加入适量清水烧开。

2. 倒入洗好的红枣、决明子、枸杞。

3. 盖上盖，用小火煮 20 分钟至药材析出有效成分。

4. 揭开盖子，把煮好的茶水盛出，装入茶杯中，加入适量白糖即可。

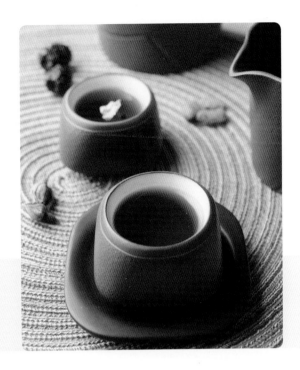

百 合玫瑰红枣茶

原料

玫瑰5克·葡萄干10克·百合20克·红枣3颗

做法

1. 将所有材料洗净备用。

2. 将所有材料放进壶中，冲入沸水静置约15分钟，第1泡即可饮用。

3. 继续回冲，约15分钟以上直至无味为止。

4. 若有时间可以用大壶水煮，水约3 000毫升，小火煮30分钟，即可。

护肝作用｜百合有润肺、清心、调中之效；红枣中含有二萜类化合物的成分，有保护肝脏的作用。本品适合肝炎患者饮用。

玫瑰洛神花山楂茶

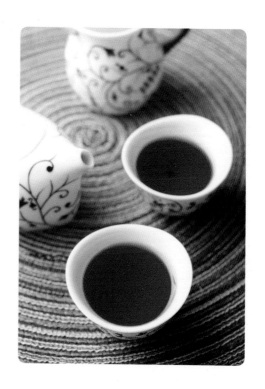

原料

玫瑰5克·洛神花8朵·山楂20克

做法

1. 将所有材料洗净备用。

2. 将所有材料放进焗壶中，冲入沸水，扭紧盖焗15分钟，即可饮用。

3. 继续回冲，焗15分钟以上直至无味为止。

4. 若有时间可以用大壶水煮，水约3 000毫升，小火煮30分钟，即可。

荷叶山楂茶

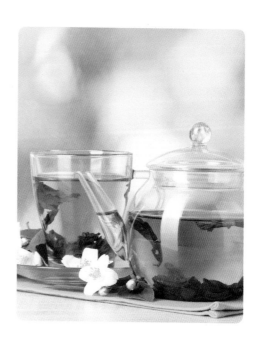

原料

荷叶3克·决明子3克·生山楂3克·绞股蓝3克·三七3克·代代花3克

做法

1. 将以上各种药材用清水洗净，去除浮渣，然后同时放入锅加水煎汁，先用大火煮沸后再转小火续煮10分钟。

2. 去渣取汁，倒入保温杯中。

3. 用时倒入杯中，可随时饮用，1天内服完。

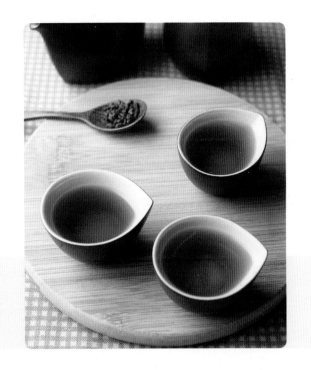

山楂决明子茶

原料

山楂 30 克·决明子 20 克

调料

蜂蜜适量

决明子具有抗菌消炎的作用，并且可以有效地清肝泻火，增强肝脏的解毒能力，有助于肝炎患者的康复。

做法

1. 将所有材料洗净后放进壶中，冲入沸水静置焗 15 分钟，第 1 泡即可饮用。

2. 继续回冲，焗 15 分钟以上直至无味为止。

3. 若有时间可以用大壶水煮，水约 3 000 毫升，小火煮 30 分钟，即可。

4. 饮用时加适量蜂蜜即可。

丹参黄芪枸杞茶

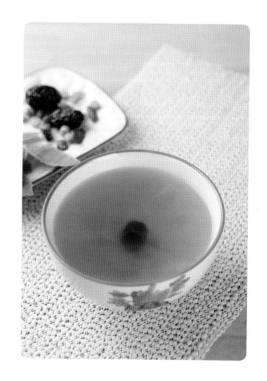

原料

红枣 20 克·黄芪 10 克·丹参 5 克·枸杞 5 克

做法

1. 砂锅中加入适量清水烧开。
2. 放入洗好的红枣、黄芪、丹参、枸杞。
3. 盖上盖，煮沸后用小火煮约 10 分钟至其析出有效成分。
4. 取下盖，搅拌几下，盛出枸杞茶。
5. 滤取茶汁，装入茶杯中即成。

红枣茵陈茶

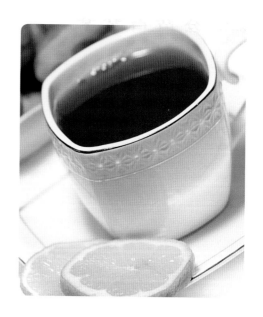

原料

红枣 200 克·茵陈 90 克

做法

1. 红枣用清水洗净，去核。
2. 茵陈用清水冲净，然后放入锅加水煎汁，去渣取汁。
3. 将红枣和药汁一同放入锅煎汤，至红枣烂，去除浮渣，装瓶。
4. 喝时倒入杯中，可随时饮用，1 天内服完。

车 前子茶

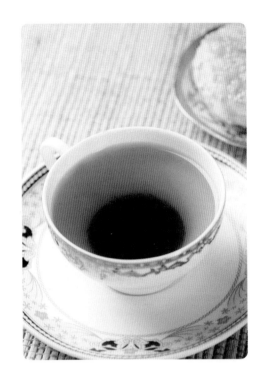

原料

车前子 10 克

做法

1. 砂锅中加入适量清水烧开，倒入备好的车前子，搅拌均匀。

2. 盖上盖，用小火煮约 30 分钟至其析出有效成分。

3. 揭盖，关火后盛出煮好的茶水，装入杯中。

垂 盆草白英茶

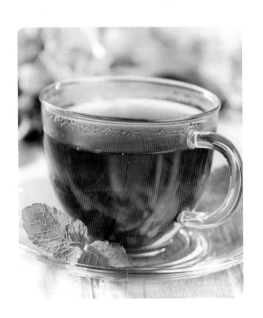

原料

垂盆草 30 克·白英 30 克

做法

1. 将垂盆草和白英用清水洗净，然后一同放入锅煎汁，用大火煮沸后转以小火续煮 15 分钟。

2. 去渣取汁，倒入保温瓶中。

3. 喝时倒入杯中，可随时饮用，1 天内服完。

炸薯条　186　可替换食谱▼　少油版薯条　186

炸茄盒　187　可替换食谱▼　蒸茄盒　187

油炸花生　188　可替换食谱▼　花生红米粥　188

臭豆腐　189　可替换食谱▼　酸甜豆腐　189

松花蛋　190　可替换食谱▼　鸡蛋水果沙拉　190

红烧肉　191　可替换食谱▼　益母草红枣瘦肉汤　191

辣椒炒肉　192　可替换食谱▼　彩椒黄瓜炒肉丁　192

腌肉　193　可替换食谱▼　黑蒜炖瘦肉　193

炸鱼　194　可替换食谱▼　清蒸鱼　194

虾　195　可替换食谱▼　菊花鱼片　195

蟹黄　196　可替换食谱▼　馅蛋　196

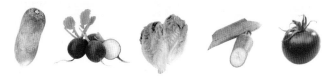

肝炎慎吃食物，替换无压力

为了避免病情反复甚至加重，肝炎患者需要在日常饮食中格外注意。本章主要介绍一些肝炎患者需要慎吃的食物，并说明原因。另外，本章还给出了可以替换这些食物的菜例，让您吃得健康又满意。

炸薯条

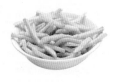

炸薯条属于油炸食品，特别是炸薯条的调味料或多或少含有人工添加剂，如香精、色素等成分，而这些有害成分都要经过肝脏代谢而排出，故食用后会加重肝细胞的损伤。

可 替 换 食 谱

少 油 版 薯 条

原料

去皮土豆 200 克

调料

番茄酱 45 克·食用油适量

做法

1. 土豆切条，放入清水中浸泡一会儿，以去除多余淀粉。

2. 沸水锅中放入泡好的土豆条，焯烫约 2 分钟至断生，捞出沥干。

3. 锅中加入少许食用油烧热，放入土豆条，煎约 3 分钟。

4. 关火后盛出土豆条，放在垫有厨房纸的盘中。

5. 食用时根据个人喜好蘸取番茄酱。

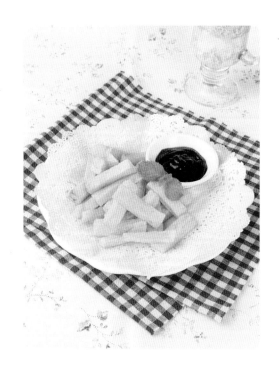

炸茄盒

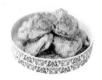
因为炸茄盒是油炸食品，食用后会使脂肪颗粒在肝脏堆积，加重肝细胞的损伤。而且，茄子经过油炸后，其营养大大流失，不能为患者补充必需的营养物质，故肝炎患者不宜食用。

可 替 换 食 谱

蒸 茄盒

原料

茄子 180 克·猪肉末 100 克·香菜碎 10 克·姜末 10 克·葱花 5 克

调料

盐 3 克·鸡精 5 克·干淀粉 10 克·生抽 10 毫升·食用油适量

做法

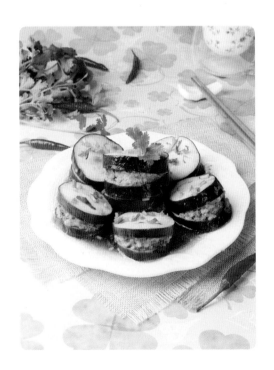

1. 将洗净的茄子去除头尾，再切上花刀，改切厚片，制成茄盒。

2. 把猪肉末放碗中，放入葱花、姜末，撒上少许盐、鸡精，搅拌均匀，腌渍一会儿，制成肉馅，待用。

3. 把清水装在小碗中，放入盐、干淀粉、鸡精、生抽，搅匀，调成味汁。

4. 取切好的茄盒，夹入肉馅，压紧，摆放在蒸盘中，放入烧开的蒸锅中蒸 15 分钟，至食材熟透后取出。

5. 稍稍冷却后将蒸熟的茄盒转到另一盘中，摆好造型。

6. 用食用油起锅，倒入味汁，大火煮沸，调成稠汁，浇在茄盒上，撒上香菜碎即可。

油炸花生

油炸花生是油炸食品，由于肝炎患者的肝功能减弱，食用油腻食物易导致脂肪颗粒在肝细胞内堆积，使病情进一步恶化。而且，油炸花生质地坚硬，过多食用不易消化，还会导致腹泻。

可 替 换 食 谱

花 生 红 米 粥

原料

水发花生米 100 克·水发红米 200 克

调料

冰糖 20 克

做法

1. 砂锅中加入适量清水烧开，放入洗净的水发红米，轻轻搅拌一会儿。

2. 再倒入洗好的水发花生米，搅拌匀，盖上盖，煮沸后用小火煮约 60 分钟至米粒熟透。

3. 揭开盖，加入冰糖，搅拌一下，转中火续煮片刻，至冰糖完全溶化。

4. 关火后盛出煮好的红米粥，装入汤碗中，待稍微冷却后即可食用。

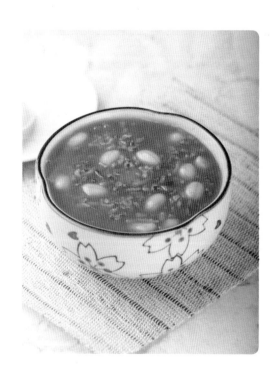

臭豆腐

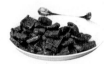

臭豆腐在发酵过程中极易被微生物污染，还含有大量挥发性盐基氮以及硫化氢等，这些都是蛋白质分解的腐败物质，对人体有害。由于肝炎患者的代谢能力差，食用此类食物易导致毒素在体内堆积，会加大对肝细胞的损伤。

可 替 换 食 谱

酸甜豆腐

原料

豆腐 250 克

调料

白糖 3 克·酸梅酱适量

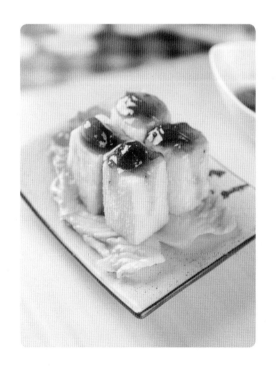

做法

1. 将洗净的豆腐切开，再切长方块，制成豆腐生坯，放入蒸盘。
2. 将蒸盘放入烧开的蒸锅中蒸约 5 分钟至熟，取出蒸盘，将豆腐放入盘中。
3. 取酸梅酱，加入适量白糖，拌匀，调成味汁，浇在豆腐上即可。

松花蛋

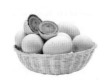

松花蛋含有一定量的铅，经常食用松花蛋会使钙质缺乏和造成骨质疏松，甚至还可能引起铅中毒。对肝炎患者来说，随着病期的延长，肝功能有不同程度的损伤，食用后会加重肝脏代谢和解毒的压力，使肝细胞负担加重，对患者不利。

可 替 换 食 谱

鸡 蛋水果沙拉

原料

去皮猕猴桃 1 个·苹果 1 个·橙子 160 克·熟鸡蛋 1 个·酸奶 60 克

调料

橄榄油 5 毫升

做法

1. 猕猴桃对半切开，取一半切片，另一半切成块；洗净的苹果对半切开，去籽，切小瓣，改切成块；洗好的橙子切片；熟鸡蛋对半切开，切小瓣。

2. 取一只盘，四周摆上橙子片，每片橙子上放上一片猕猴桃，中间放上切好的苹果块和猕猴桃块。

3. 取一只碗，倒入酸奶，加入橄榄油，将材料拌匀，制成沙拉酱。

4. 将沙拉酱倒在水果上，顶端放上切好的鸡蛋即可。

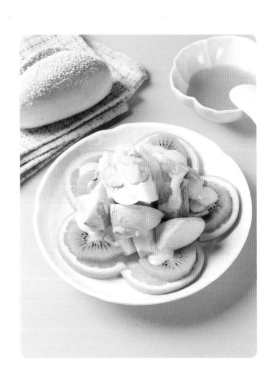

红烧肉

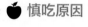

慎吃原因

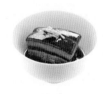

一般来说,肝炎患者常有恶心、呕吐、厌油腻感,要禁止食用肥甘厚腻之物。五花肉中的脂肪多为饱和脂肪酸,长期食用不仅会导致消化不良,还容易造成心血管疾病,对肝炎患者不利。建议肝炎患者平时吃适量猪瘦肉即可。

可 替 换 食 谱

益 母草红枣瘦肉汤

原料

猪瘦肉180克·益母草20克·红枣20克·枸杞10克

调料

料酒8毫升·盐2克·鸡精2克

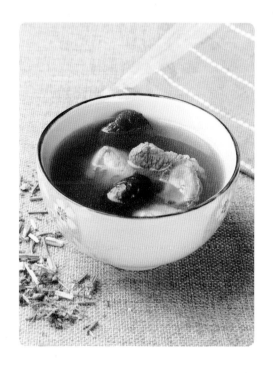

做法

1. 洗好的红枣切开,去核;洗净的猪瘦肉切条,改切成小块。

2. 砂锅中加水烧开,放入洗净的益母草、枸杞、红枣,加入猪瘦肉块。

3. 淋入适量料酒,搅拌匀,盖上盖,烧开后用小火煮30分钟至食材熟透。

4. 揭开盖子,放入适量盐、鸡精,用勺拌匀调味。

5. 将煮好的汤料盛入汤碗中即可。

辣椒炒肉

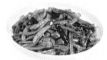

许多人喜欢吃辣椒炒肉，但是辣椒性热，食用后易加重内热。肝炎患者多数有湿热的症状，食用辣椒会加重症状，故不宜食用。肝炎患者应多吃清淡的食物。

可 替 换 食 谱

彩椒黄瓜炒肉丁

原料

鸭肉 180 克·黄瓜 90 克·彩椒 30 克·姜片少许·葱段少许

调料

生抽 5 毫升·盐 2 克·鸡精 2 克·水淀粉 8 毫升·料酒适量·食用油适量

做法

1. 洗净的彩椒切开，去籽，切成小块；洗好的黄瓜切条形，去瓤，再切成块；鸭肉切成丁。

2. 将鸭肉丁装入碗中，淋入生抽、料酒，再加入少许水淀粉，腌渍约 15 分钟至其入味，备用。

3. 用食用油起锅，放入姜片、葱段，爆香。倒入腌好的鸭肉丁，快速翻炒至变色。淋入料酒，炒香，放入彩椒，翻炒均匀。再倒入切好的黄瓜块，翻炒均匀。

4. 加入少许盐、鸡精、生抽、水淀粉，翻炒均匀，至食材入味，关火后盛出炒好的菜肴，装入盘中即可。

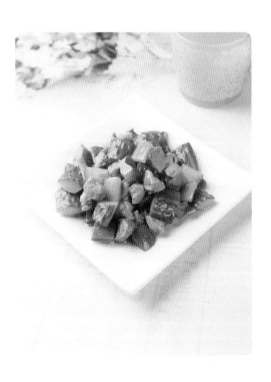

腌肉

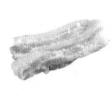

可替换食谱

黑 蒜炖瘦肉

原料

黑蒜60克·猪瘦肉300克·姜片25克·欧芹少许

调料

鸡精2克·胡椒粉2克·盐2克·料酒5毫升·生抽5毫升·食用油适量

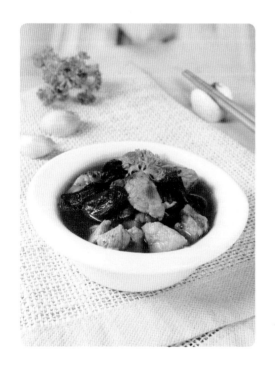

做法

1. 处理好的猪瘦肉切条，再切块。

2. 锅中加入适量的清水，大火烧开，倒入猪瘦肉块，搅匀，焯煮片刻，捞出沥干。

3. 热锅放油烧热，倒入姜片，翻炒爆香。

4. 倒入猪瘦肉块，淋入少许料酒、生抽，翻炒均匀。

5. 加入适量的清水，煮至沸，盖上锅盖，小火煮20分钟。

6. 掀开锅盖，倒入黑蒜，加入少许盐，炒匀，盖上锅盖，再续煮10分钟至入味。

7. 掀开锅盖，加入少许鸡精、胡椒粉，翻炒均匀，将炒好的肉盛出装入碗中，点缀上欧芹即可。

炸鱼

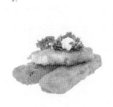

🍎 慎吃原因

炸鱼属于油炸食物，而肝炎患者应少食油煎或油炸类制品。肝炎患者肝脏不如正常人代谢好，脂肪酸摄入后不能及时排出，就容易堆积于肝脏，影响正常肝细胞的功能。所以，平时应多采用蒸、煮等烹饪方式。

可 替 换 食 谱

清蒸鱼

原料

鲈鱼300克·大葱60克·生姜40克·香菜5克·小红椒1个

调料

盐3克·料酒4毫升·胡椒粉1克·蒸鱼豉油5毫升·食用油适量

做法

1. 去皮的生姜切成薄片；洗净的大葱切成滚刀块，再切成葱丝，待用。

2. 洗净的鲈鱼的鱼背两面划一字花刀，两面分别撒入盐、料酒、胡椒粉，腌渍10分钟入味，在鱼肚中放入大葱、姜片。

3. 取空盘，平行放上筷子，筷子上放入处理好的鲈鱼。

4. 电蒸锅加水烧开，放入鲈鱼，盖上盖，蒸8分钟至熟。

5. 揭开盖，取出蒸好的鲈鱼，取出筷子，放上葱丝，待用。

6. 锅中放油，烧至八成热，关火后将热油淋在鲈鱼上，再淋上蒸鱼豉油，放入香菜，点缀上小红椒即可。

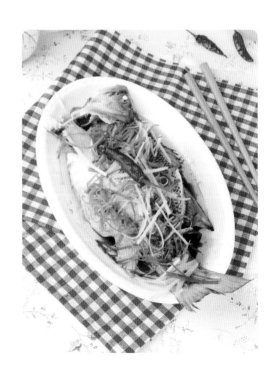

虾

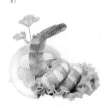

🍎 **慎吃原因**

虾含有大量铜元素，而肝功能不全者不能很好地调节体内铜的平衡，易于在肝脏内积聚，可导致肝细胞坏死。因此，肝功能正常时，可以适量吃；如肝功能异常，应禁吃。平时可以用同样富含优质蛋白质的鱼类代替虾。

可 替 换 食 谱

菊 花鱼片

原料

草鱼肉 500 克·莴笋 200 克·高汤 200 毫升·姜片少许·葱段少许·菊花少许

调料

盐 4 克·鸡精 3 克·水淀粉 4 毫升·食用油适量

做法

1. 洗净去皮的莴笋切成段，再切成薄片；处理干净的草鱼肉切成双飞鱼片。

2. 取一只碗，倒入鱼片，加入盐、水淀粉，拌匀腌渍片刻。

3. 热锅中放油，倒入姜片、葱段，翻炒爆香，倒入少许清水，倒入高汤，大火煮开。

4. 倒入莴笋片，搅匀煮至断生，加入少许的盐、鸡精，倒入鱼片。

5. 倒入菊花，搅拌片刻，稍煮一会儿使草鱼肉熟透，盛入碗中即可。

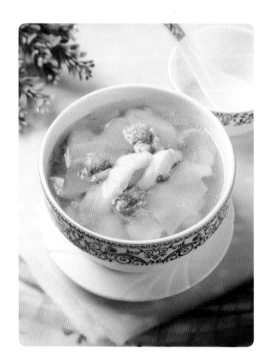

蟹黄

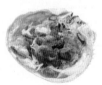

蟹黄中脂肪含量极高，而肝炎患者肝脏代谢能力差，食用高脂肪食物后不能及时消化，容易增加肝脏负担。平时可以用同样营养丰富但脂肪含量较低的鸡蛋替换。

可 替 换 食 谱

馅蛋

原料

鸡蛋3个·猪肉末100克·马蹄150克·玉兰片100克·蛋清20克·葱花少许·姜末少许·枸杞少许

调料

盐3克·鸡精2克·生抽8毫升·料酒10毫升·花椒油3毫升·食用油适量

做法

1. 玉兰片切丁；洗净去皮的马蹄切碎。

2. 热锅放油，倒入猪肉末，翻炒至变色，倒入玉兰丁、马蹄碎，加入少许生抽、盐、鸡精、料酒，炒均匀，制成馅料。

3. 鸡蛋煮熟放凉，将鸡蛋一端的壳去除，把里面的蛋黄搅碎，倒出，制成小盅，将馅料装入小盅内，用蛋清封口。

4. 蛋盅放入烧开的蒸锅中，大火蒸20分钟后取出，放凉，将蛋壳剥去，做成馅蛋。

5. 热锅放油，倒入姜末、葱花，炒均匀。注水，淋入花椒油，再放入盐、鸡精、生抽，倒入馅蛋，焖煮3分钟至入味，再捞入盘中；将汤汁浇在馅蛋上，撒上葱花、枸杞即可。

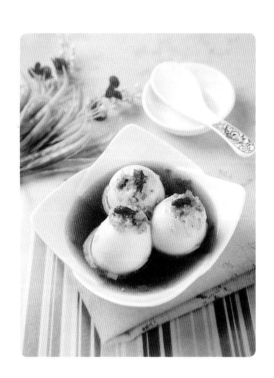